实用消化疾病超声内镜学

杨志宏 ◎著

吉林科学技术出版社

图书在版编目（CIP）数据

实用消化疾病超声内镜学/ 杨志宏著. -- 长春：吉林科学技术出版社, 2019.8
ISBN 978-7-5578-5973-2

Ⅰ. ①实… Ⅱ. ①杨… Ⅲ. ①消化系统疾病-内窥镜检 Ⅳ. ①R570.4

中国版本图书馆CIP数据核字(2019)第167171号

实用消化疾病超声内镜学
SHIYONG XIAOHUA JIBING CHAOSHENG NEIJINGXUE

出 版 人　李　梁
责任编辑　李　征　李红梅
书籍装帧　山东道克图文快印有限公司
封面设计　山东道克图文快印有限公司
开　　本　787mm × 1092mm　1/16
字　　数　210千字
印　　张　9
印　　数　3000册
版　　次　2019年8月第1版
印　　次　2019年8月第1次印刷

出　　版　吉林科学技术出版社
发　　行　吉林科学技术出版社
地　　址　长春市福祉大路5788号出版集团A座
邮　　编　130000
发行部电话/传真　0431-81629529　81629530　81629531
　　　　　　　　　81629532　81629533　81629534
储运部电话　0431-86059116
编辑部电话　0431-81629508
网　　址　http://www.jlstp.net
印　　刷　山东道克图文快印有限公司

书　　号　ISBN 978-7-5578-5973-2
定　　价　98.00元

前　言

随着科学技术及相关学科的快速发展，内镜不仅作为诊断工具在临床上谱及应用，在微创治疗技术上的发展也日新月异，有些甚至取代了传统的外科手术，成为某些疾病治疗的首选方法。随着内镜治疗技术在各大医院的开展，从事内镜工作人员也不断增加，内镜技术的优劣直接影响着治疗的成功与否。因此，内镜工作人员只有不断提高自身的专业技能，才能配得上飞速发展的内镜外科治疗技术。

本书共六章，包括消化内镜基础知识、电子内镜系统的原理与结构、特殊类型内镜的原理与结构、消化内镜常用附属器械的使用和保养、消化内镜治疗附件的介绍及使用方法、消化内镜的消毒与保养等内容。内容新颖丰富、资料翔实，为从事内镜工作需要人员及相关内镜配合人员提供参考和学习之用。

本书在缩写过程中，得到了国内诸多内镜工作同道的帮助和意见，在此表示感谢。由于时间及水平所限，书中难免有疏漏、不足之处，敬请同行们批评指正。

编者

目　录

第一章　消化内镜基础知识

第一节　消化内镜的发展史及应用领域

消化内镜的发明和临床应用是近代胃肠病学发展史上的重大突破。经过一个多世纪的发展，消化内镜从单纯诊断的初期阶段，发展为集诊断、治疗于一体的微创介入技术的高级阶段。各种新型、功能各异的应用于上消化道、下消化道、胆道的具有放大、超声等功能的电子内镜及胶囊内镜的不断推出，显著提高了消化系统疾病的诊治水平。内镜下各种诊疗技术如内镜逆行胰胆管造影术(ERCP)、内镜乳头括约肌切开术(EST)等相继应用于临床，预示着内镜治疗将会有更加广阔的前景。超声内镜、内镜下黏膜切除术(EMR)、内镜下黏膜剥离术(ESD)等的开展，使早期癌的内镜根治成为可能。

一、消化内镜的发展历史

自 1805 年德国的 Bozzini 首创烛光十铁管式的简陋内镜装置，到现在光导纤维、超大规模集成电路组成的内镜系统，消化内镜经历了硬式内镜、半软式内镜、纤维内镜(软式内镜)、电子内镜、胶囊内镜、超声内镜的几代变革。

(一)硬式内镜(1805—1932 年)

1805 年，德国的 Bozzini 制造了一种以蜡烛为光源和一系列镜片组成的器具，并将此器具用于观察动物的膀胱和直肠内部结构，虽然未用于人体，但仍被誉为内镜的发明人。

1879 年，柏林泌尿外科医师 Nitze 制成了第一个含光学系统的内镜(即膀胱镜)，其前端含一个棱镜，该内镜仅被用于泌尿系统。

1881 年，Mikulicz 和 Leiter 采用 Nitze 的硬管光学系统成功地制成了第一个适用于临床的胃镜，Mikulicz 在维也纳 Billroth 外科门诊部用该胃镜对许多患者进行了检查并获得诊断结果。1895 年，Rosenhein 研制的硬式胃镜由 3 根管子呈同心圆状设置，中心管为光学结构，第二层管腔内装上铂丝圈制的灯泡和水冷结构，外层壁上刻有刻度反映进镜深度。总而言之，早期硬式胃镜应用在弯曲多变的消化腔道中，操作困难，患者痛苦大，视野不清晰，盲区较多，使其使用价值大受限制。

(二)半软式内镜(1932—1957 年)

由于硬式内镜难以充分检查，半软式内镜应运而生。真正意义上的第一个半软式内镜被称为 Wolf-Schindler 式胃镜，是由 Schindler 从 1928 年起与优秀的器械制作师 Wolf 合作开始研制并最终在 1932 年获得成功。该胃镜直径为 12mm，长为 77cm，光学系统由 48 个透镜组成，其特点是前端可屈性，即在胃内有一定范围的弯曲，使术者能清晰地观察胃黏膜图像，该胃镜前端有一光滑金属球，插入较方便，灯泡光亮度较强，有空气通道用以注气，近端为硬管部，有接日镜调焦。Wolf-Schindler 式胃镜的创制，开辟了胃镜检查术的新纪元。之后，武井胜、Benedict 及 Schindlcr 本人等对该式胃镜进行了改造，使其功能更为齐全，更为实用。

(三)纤维内镜(1957 年至今)

1954 年，英国的 Hopkings 及 Kapany 研究了纤维的精密排列，有效地解决了纤维束的图像传递，为纤维光学的实用性奠定了基础。

1957 年，由美国人 Hirschowitz 和他的研究小组制成了世界上第一个用于检查胃、十二指肠的光导纤维内镜，从而开启了纤维光学内镜的大门，这是内镜发展过程中的一次质的飞跃。日本在 1963 年开始生产纤维胃镜。开始在原胃内照相机上安装了纤维光束，制成了带有纤维内镜的胃内照相机，后来又在纤维胃镜上加上了活检孔道，增加了纤维胃镜端部的弯曲结构，采用了导光束外接强光源的冷光技术，终于使纤维内镜进入了更为实用的阶段。20 世纪 60 年代后期，日本和美国的科学家对初期的纤维胃镜进行了多方面的改进，增强了活检和治疗管道等，同时出现前视式和斜视式内镜，可一次性检查食管、胃、十二指肠等结构。1962 年，Overhoet 首先研制出纤维结肠镜并将其应用于临床。1968 年，Mucune 首先通过纤维十二指肠乳头插管成功进行了逆行胰胆管造影。

(四)电子内镜(1983 年至今)

1983 年，美国 Welch Allyn 公司研制并宣告了电子内镜的诞生，这是内镜发展史上另一次历史性的突破。

1981 年，在日本的一次会议上，富士公司发表声明，研制出日本国内第一套电子内镜。

电子内镜主要由内镜、电视信息系统中心和电视监视器三个主要部分组成。特点为其既非通过棱镜，也非通过光导纤维传导图像，而是通过在内镜顶端被称为微型摄像机的 CCD 将光能转变为电能，由同轴电缆导出，再经视频处理器处理后将图像重建在监视器上。电子内镜的优点如下：①操作简单、灵活、方便；②患者不适感降到了最低程度，便于患者密切配合；③比纤维内镜的图像清晰，色泽逼真，分辨率更高，它可以观察到胃黏膜的微细结构，也就是说能观察到胃黏膜的最小解剖结构 胃小区及胃小沟，大大提高了诊断能力；④可供多人同时观看，可以对检查过程进行录像、照相，在临床、教学和科研中发挥出巨大的优势。电子内镜的问世，给百余年来内镜的诊断和治疗开创了新的历史篇章，是消化内镜发展史上的第三个里程碑(硬式内镜纤维内镜一电子内镜)。

(五)胶囊内镜(2001 年至今)

20 世纪 90 年代，以色列 Given 公司研制开发出一种新型的内镜——M2A 胶囊内镜。2001 年应用于临床，2002 年进入中国。

胶囊内镜是通过图像无线传导技术，将腔内的图像储存在随身携带的记录器中，然后导入计算机进行图像处理和分析。由于胶囊内镜的体积小(直径 10mm、长 30mm 的圆柱体)，进入腔内患者无痛苦，具有检查方便、无创伤、无导线、无痛苦、无交叉感染、不影响患者的正常工作等优点，从而扩展了消化道检查的新视野，克服了传统的插入式内镜所具有的耐受性差、不适用于年老体弱和病情危重等缺陷，可作为消化道疾病尤其是小肠疾病诊断的首选方法。但是，胶囊内镜不能用于活检和治疗，因此使用时有一定的局限性。

胶囊内镜的诞生为消化道疾病的诊断带来了革命性的突破，被人们称为消化内镜史上的第四个里程碑。随着科技的不断发展，胶囊内镜将有可能发展成为无线遥控内镜，通过医师的控制进行更多的诊断和治疗，为内镜的发展带来无限的空间。

（六）超声内镜

20 世纪 80 年代诞生了内镜、超声探测仪联合装置 超声内镜，分为线阵式和扇形扫描超声内镜。超声内镜主要应用于以下四个方面：①消化道黏膜下异常，如探测黏膜下肿瘤及其浸润的深度等；②消化道、胰腺及胆管癌的术前 TNM 分期诊断；③诊断胰腺内分泌肿瘤及胆管结石；④进行穿刺内引流等治疗。

二、消化内镜的应用领域

近年来，消化内镜飞速的进步和发展对提高消化系统疾病的诊断和治疗水平起到了巨大的推动作用。其临床应用范围也越来越广，为多种消化道及消化道周围脏器疾病提供了新的诊治方法。消化内镜正由单纯的诊断功能延伸到非手术治疗领域。内镜治疗学飞速发展，经内镜高频电切除息肉、取异物、静脉套扎术（EVL）及硬化疗法，经内镜十二指肠乳头切开取石术、经内镜胆管内外引流术、食管狭窄扩张及支架安放术、腹腔镜切除胆囊等治疗方法在我国各地区医疗机构逐步得到了推广和应用。

（一）诊断

诊断性胃镜检查除了通过内镜直接观察上消化道黏膜的形态学改变，还可根据具体情况做一些特殊检查，以明确病变性质及诊断，主要包括以下内容。

1.活组织检查

若发现黏膜颜色及质地改变或有糜烂、溃疡及肿瘤等病变表现，均应做活组织检查（简称活检），一般在全部检查完毕及摄影后再做活检。胃溃疡病变应在溃疡侧边缘取 4～6 块组织，以免漏诊胃癌。取活检时应适当调节充气量及角度、视野，准确钳取病变。将组织取出后置于 10％福尔马林溶液内，并应在病理申请上注明活检部位及肉眼所见。

2.细胞学检查

该检查对于诊断恶性肿瘤有重要意义，共有三种方法：①将取下的活组织块在玻片上涂抹；②用少量盐水冲洗活检钳，然后沉淀收集细胞；③用细胞刷在溃疡或病变处刷拭，然后将细胞刷退到胃镜内连同胃镜一并拔出做涂片。

3.细菌学检查

检查幽门螺杆菌（Hp）可通过活检，将组织块加入快速尿素酶试剂，观察组织块颜色的变化；也可将病理切片 Warthin-Starry 染色或改良 Giemsa 染色，用显微镜观察细菌；或将活检组织作匀浆。

4.黏膜染色

可用来诊断或鉴别某些病变，目前常采用的有靛胭脂、亚甲蓝、刚果红和碘溶液，多在检查中进行喷洒染色。

5.摄影与录像

遇有病变或可疑病变应首先摄影，然后取活检。拍片应有远、近不同距离及不同角度的图像，以便分析病变部位表现的特点。此外，最好有病变的动态记录，录像即可满足这一要求。

(二)通过内镜对胃肠生理功能进行检测

1.胃黏膜血流量测定

胃黏膜血流量(GMBF)直接反映胃黏膜微循环灌注的状态，胃黏膜血流量的改变与病变发生的机理有密切关系。测定方法包括中性红清除法、氢气清除法、计算机分光光度法及激光多普勒血流测定法，这些方法灵敏、准确，可通过胃镜直视下无创地测定胃内不同部位的胃黏膜血流量，也易于重复测定。

2.胃黏膜电位差测定

胃黏膜电位差(PD)是指胃黏膜表面与浆膜之间的电位差值，可反映黏膜结构的完整性。目前内镜下测定胃黏膜电位差的方法主要包括琼脂盐桥电极直接测定法、Ag-AgCl 电极直接测定法和液体介导的间接测定法。前两种方法可在内镜直视下测定胃内任一部位的胃黏膜电位差，但影响因素较多。后一种方法主要是检测整个胃的胃黏膜电位差，却不能测定某一区域的胃黏膜电位差。

3.食管压力测定

利用半导体直接转换器，可在内镜直视下测定食管腔内压力，如测量贲门失弛缓症食管下括约肌的压力。

4.胃黏膜表面的 pH 值测定

应用玻璃电极可在内镜直视下测量黏膜表面的 pH 值，并可以此评价泌酸功能。例如，正常情况下 pH＜3.0 提示为胃底腺区，pH＞6.0 提示为幽门腺区。

5.胃肌电图

通过活检孔道将电极放于胃黏膜表面，可在内镜直视下测定胃内任何部位的肌电图。例如，可用此方法来评价选择性迷走神经切断术患者动力及术后的状态。

(三)内镜治疗

1.电凝电切技术

高频电流(500～2500kHz)可以产生高温，使细胞水分汽化，蛋白分解，起到切开、凝固效用。可根据凝固或切开的需要选择不同的波形(如切开波、凝固波和混合波等)，在消化道出血的内镜下止血治疗、消化道息肉及黏膜下层良性肿物的内镜下切除术、消化道早期癌的内镜下切除术、内镜逆行胰胆管造影术(ERCP)、内镜乳头括约肌切开术(EST)等领域，均有广泛的应用。

2.微波治疗

医用微波频率为 2450MHz，是通过急速变化的电场，使组织中所含极性分子急速旋转、生热，可用于组织的凝固及止血，如息肉的凝固、早期胃癌的去除、狭窄的解除、溃疡出血的止血等。

3.激光治疗

激光能被组织吸收产生高热能，使组织凝固、汽化，可用以止血、凝固病变及切除病变。目前用于内镜治疗的有钕钇铝石榴石激光（Nd:YAG）等。通过内镜由石英纤维将激光导入胃内，用于内镜下止血及治疗胃肠道恶性肿瘤和胃肠道血管瘤、血管畸形、毛细血管扩张症等。

4.药物注射

通过内镜活检孔道，将内镜注射针送入胃内，可在直视下对病变部位做药物注射，如硬化剂、抗癌药等。现在食管静脉曲张的硬化治疗已广泛应用，注射抗癌药物治疗食管癌也有报道。

5.取异物

通过胃镜，使用各种不同类型的钳子钳住异物，可将进入胃内的异物如硬币、戒指、刀片、义齿、别针等取出，从而避免了手术的创伤。

6.经皮内镜下胃、空肠造瘘术

借助于内镜置入造瘘管以进行肠内营养，可避免剖腹手术。

7.食管、幽门狭窄扩张治疗

通过内镜活检孔道，可放入球囊或金属扩张器进行食管或幽门狭窄的扩张，还可在胃镜帮助下在狭窄部位放入支架，以较长期维持狭窄部位的通畅，解决进食问题。

8.食管曲张静脉破裂出血时治疗

食管曲张静脉破裂出血时进行结扎、硬化剂治疗、组织黏合剂注射。

9.早期肿瘤切除

例如，内镜下黏膜切除术（EMR）、内镜下黏膜剥离术（ESD）等的开展，使早期肿瘤的内镜根治成为可能。

10.其他治疗

乳头切开引流、碎石取石、鼻-胆管引流等治疗胆道结石、胆管梗阻、胆囊癌、肝管结石、胰头癌及胰腺囊肿。

此外，很多内镜新技术在临床上已得到应用，如：经口内镜括约肌切开术（POEM），可通过食管黏膜层切开，分离黏膜层，建立黏膜下“隧道”，将环形肌切开，关闭黏膜层切口治疗贲门失弛缓症；经人体自然腔道内镜手术（NOTES）经由自然腔道（如胃肠、阴道等）进入腹腔进行各种诊断和治疗，已成为近年来的研究热点。

目前，消化内镜不但成为消化内科日常不可或缺的诊疗工具，而且由于腹腔镜手术的开展和应用，引起了外科手术领域的革命性变化。

第二节　消化内镜开展的现状与发展趋势

近年来，消化内镜的治疗范围越来越广，这是技术进步的必然结果和标志，也是内镜医务工作者不断努力的结果。在诊断内镜方面，常规内镜与组织化学、细胞荧光等技术相结合向组织细胞结构研究等方向发展，体现出向微观方向发展的趋势。

一、内镜治疗

在内镜治疗领域，近年来发展的、具有重要意义的治疗技术包括内镜下黏膜切除术(EMR)、内镜下黏膜剥离术(ESD)、胰腺囊肿内镜下引流与清创术、胃食管反流病的内镜下治疗、胃肠穿孔的内镜下缝合治疗、小肠疾病的内镜治疗，以及"别开生面"的经人体自然腔道内镜手术(NOTES)等。

(一)内镜下黏膜切除术(EMR)与内镜下黏膜剥离术(ESD)

EMR是治疗胃肠道早期癌变的微创方法，已逐渐被公认为胃肠道早期癌变的首选治疗方法。EMR从最初的圈套器结扎法一次性切除隆起性病变，逐渐发展为将扁平的黏膜病变和广泛的隆起性病变切除。目前，应用内镜下分次切除的方法，可将直径达5～10cm的隆起性病变甚至扁平的黏膜病变分次切除。EMR是应用内镜切除胃肠黏膜病变的基础，较ESD易于掌握，是开展ESD的基础。

ESD是继EMR发展起来的另一种内镜切除胃肠黏膜病变的方法，主要是对大且平坦的黏膜早期癌变或平坦的息肉类病变进行一次性切除。ESD可以一次性完整切除直径为10cm以上的平坦性病变。

随着操作医师技术的逐渐熟练和提高，EMR和ESD切除的胃肠黏膜增生性病变越来越多、越来越大。原本必须选择外科手术的一些消化系统疾病患者，已开始接受EMR和ESD治疗，并且这种微创技术的损伤小、风险小、患者术后并发症少、住院时间短，尤其适合老年、多系统病变或无外科手术条件的患者。EMR和ESD是内镜治疗胃肠早期癌变的重要进展和发展方向，在未来有待进一步提高和普及。

(二)胰腺囊肿内镜引流与清创术

部分重症胰腺炎、部分慢性胰腺炎或慢性胰腺炎急性发作患者可继发假性囊肿，并出现相应的并发症状，这类问题以前均必须由外科医师来进行处理。近年来，经胃壁、十二指肠壁内镜下"人造瘘口"置管引流术的发展和应用越来越广泛，有逐渐取代手术引流的趋势。

在胰腺囊肿内镜引流的基础上，经胃壁、十二指肠壁的胰腺囊肿坏死组织内镜下清创术逐渐发展起来，近年来，在国外一些医疗中心零星开展，并时有报告。这基本上是由消化内镜医师掌握和开展的技术从根本上"超越了"消化内镜的处理范围，涉及胃肠外，即进入腹腔做手术。据报道，和外科手术相比，胰腺囊肿内镜引流与清创术在安全性高、并发症少、住院时间短及对患者损伤少等方面，均具有一定优势。

(三)经人体自然腔道内镜手术

经人体自然腔道内镜手术(NOTES)是指经人体空腔脏器的自然开口进入体里，穿越腔道管壁进行手术，这是一种全新理念的手术方式。NOTES技术可追溯到早期的结肠镜下阑尾切除术(1976年)、经皮胃镜下胃造瘘术(1980年)、超声内镜引导下穿越胃肠管壁的穿刺及胰腺假性囊肿引流(1987年)和清创术等。这些技术都是应用内镜技术对经自然腔道内镜手术的初步尝试，也是这些技术的积累逐步启发了NOTES技术的研发。

NOTES是消化内镜技术与腹腔镜技术相结合的一种交叉技术，代表着即将到来的微创治疗新时代，需要内镜医师和外科医师协作研究，这将是学科交叉、合作发展、突破传统学科界限的一种内镜发展新趋势。

(四)小肠疾病的内镜治疗

小肠位于胃和大肠之间，由于位置深，胃镜、结肠镜无法对小肠进行常规检查和治疗，因此小肠疾病的内镜诊治一直相对滞后。2001年，日本学者开始在临床应用双气囊小肠镜，使小肠疾病的内镜诊断得到了真正突破。2003年，上海瑞金医院、北京解放军总医院、广州南方医院等亦开始在临床上使用双气囊小肠镜。目前，小肠镜的价值不仅在于内镜下诊断和取活检进行病理学诊断，还给小肠疾病的治疗开辟了广阔前景。小肠狭窄患者接受内镜下扩张或小肠支架置入术，存在小肠异物的患者接受内镜下取出术，小肠血管发育异常者必须接受急诊或择期内镜止血治疗，小肠息肉或小肠其他病变的患者可接受小肠镜下切除，这些技术均已在临床上得到应用。

二、内镜诊断

目前，内镜已发展成为一个完整的体系，按其发展及成像构造分类，可大体分为三大类：硬式内镜、光学纤维(软式)内镜、超声与电子内镜。按其功能分类有分别用于消化道、呼吸系统、腹膜腔(即腹腔镜)、胆道、泌尿系统、妇科、血管、关节腔的内镜。近年来，随着微型图像传感器(CCD)技术的不断进步，电子内镜也不断改进，出现了高分辨率电子内镜、双气囊内镜、放大电子内镜、经鼻内镜、红外线电子内镜、电子染色内镜、激光共聚焦电子内镜等。消化内镜经过一个多世纪的发展已从单纯诊断的初级阶段进入融诊断、治疗于一体的高级阶段。

(一)CT仿真内镜

CT仿真内镜(CTVE)是利用计算机科学与现代医学影像学结合的一种无创性虚拟现实的检查手段。CTVE利用特殊的计算机软件将螺旋CT容积扫描获得的图像数据进行处理，重建出空腔器官的内表面立体图，从而达到内镜检查的效果。自1994年该技术问世以来，国内外已有少量实验及临床应用报道。

(二)染色内镜

染色内镜又称色素内镜，它应用染料对胃肠道黏膜进行染色，使病变与周围正常黏膜对比增强，可以发现肉眼观察难以发现的病变，有助于病变的发现、诊断及指导活检。特别是在诊断早期胃、食管癌和癌前病变方面显示出很高的价值。目前染色内镜技术已在我国广泛开展，用于发现消化道早期肿瘤和定位肿瘤边界。

染色内镜主要有如下两种：一种是日本国立癌症中心发明的内镜窄带成像技术，主要用于Olympus公司生产的内镜设备；另一种是日本富士能公司开发的内镜智能分光比色技术(FICE)。电子染色内镜技术的应用领域主要包括两个方面：①代替染色内镜用于发现扁平病变，并观察其黏膜的细微结构；②通过观察黏膜及黏膜下血管纹理，推测病变的良、恶性及浸润深度。

(三)窄带成像内镜

窄带成像内镜是在色素染色的基础上应用光学成像技术如特殊的滤光片，使构成白光各组分的光谱变窄，同时使短波长的蓝光成为相对主要的构成组分，通过观察黏膜表面的表浅血管及腺管的细微形状来进行诊断，同时无须进行染色剂的选择以及降低染色剂的不良反应，减少了患者的痛苦，提高了效率，在一定程度上替代了染色内镜。随着放大内镜在临床上的广泛应用，窄带成像内镜合并使用放大内镜可以更加清晰地观察黏膜腺管开口的形态和微小血管形态如微血管的直径、走向、有无分支及螺旋状改变等，可以为内镜医师提供更为可靠的诊断信息。

(四)放大内镜

放大内镜又称显微内镜，可将内镜下的物像放大 80～150 倍，可观察到 8μm 左右的胃黏膜表面及微血管的细微结构，通过放大内镜结合染色技术能明显提高对微小病变、微小结构的观察和判断，从而鉴别正常上皮、增生上皮、异型上皮和上皮性肿瘤，对于良性和恶性息肉、早期癌、萎缩性病变等可得到及时诊断，并判断肿瘤的浸润深度和范围，为正确选择进行内镜下黏膜切除或外科手术治疗提供客观依据。

(五)共聚焦激光显微内镜

共聚焦激光显微内镜是一种将微型共聚焦显微镜整合于传统内镜前端的新技术，其本身具有的放大 1000 倍的特性使在内镜检查的同时能够对消化道黏膜病变进行实时组织学检查，可观察到上皮细胞、细胞外基质和基底膜、结肠隐窝结构、血管和红细胞等，可以在细胞学层面判断胃黏膜肠化生和食管早期癌，在许多方面代替活检及体外染色的传统病理学检查，能指导活检，避免盲目活检和可疑病灶的漏检，具有广阔的发展前景。共聚焦内镜在我国一些大型医院已有应用，该技术对内镜医师病理学知识的要求较高。

(六)气囊小肠镜

目前有双气囊小肠镜、单气囊小肠镜两种，能对全小肠直视观察，同时还可以进行活检、黏膜染色、标记病变部位、黏膜下注射、息肉切除等处理，这是目前小肠疾病诊疗最有前途的技术，对不明原因消化道出血的病因确诊率达 80%。此外，随着腹腔镜检查技术近年来不断提高和普及，硬镜和软镜的结合，有可钝成为今后小肠疾病诊断和治疗的重要发展方向。

消化内镜经过日新月异的发展，图像放大倍数越来越大、清晰度越来越高、颜色越来越逼真，内镜检查深度也在不断扩展。消化内镜已不再局限于检查领域，而且在微创治疗方面大显身手，内镜下胆管结石取出、内镜下消化道早期癌切除、内镜下胆囊切除、阑尾切除等，已是非常成熟的技术。近几年，更是出现了内镜下胃大部切除术，内镜下肠管切除术、内镜下假性囊肿引流术等治疗技术，相信经过内镜医师的不断开拓进取，将会有更多的传统手术被内镜取代。展望未来，随着科技的发展，快速、轻松地让患者毫无痛苦地完成全消化道的内镜检查指日可待！

第三节 消化内镜护理学的发展史、现状与趋势

随着医学科学的发展，社会的进步，医学模式已由单纯的生物医学模式转为生物一心理一社会医学模式。护理学的地位、任务、作用和目标也随之发生了很大的变化。2011 年 3 月 8 日，国务院学位委员会和教育部颁布了新的《学位授予和人才培养学科目录(2011 年)》，其中护理学从临床医学二级学科中分化出来，成为一级学科，与中医学、中药学、中西医结合、临床医学等一级学科平行。护士既是治疗疾病的合作者，又是预防疾病的宣传者，还是家庭护理的教育者和社区护理的组织者。护士专业化和多面化的完美结合将使以患者为中心的护理得以进一步发展，护理的目标不仅是满足患者生理上的需求，还着眼于患者心理的平衡和社会的适应，所有这一切都标志着传统护理向现代护理的过渡。

一、护理学的发展史

从护理内容及形式看护理学的发展主要经历了自我护理(远古时代)、家庭护理(古代)、宗教护理(中世纪)、医院护理(中世纪末)、近代护理(19 世纪中叶)和现代护理(20 世纪以后)几个阶段。现代护理学的发展从 19 世纪中叶开始，英国的南丁格尔首创科学的护理专业，这成为近代护理的转折点，也是护理专业化的开始。

现代护理学的发展过程，也就是护理学科的建立和护理形成专业的过程。现代护理学主要经历了以疾病为中心、以患者为中心和以人的健康为中心三个主要发展阶段。20 世纪初期，随着科学技术的进步，新的技术和药品不断涌现，医学分科越来越细。为了提高护理质量，护理人员逐步开展了专科护理，使临床护理逐步向专科化方向发展。

二、内镜护理的发展史

世界各地受经济发展、文化、教育、宗教、妇女地位等各方面因素的影响，对护理工作和护理教育的重视程度大相径庭，各国护理专业的发展也很不均衡。20 世纪 60 年代，纤维内镜开始在临床广泛应用，对内镜服务的专职护士逐渐产生，他(她)们的工作主要围绕清洗内镜开展。我国在 20 世纪 70 年代初开始引进纤维内镜技术，当时的内镜室护士工作单一，工作量小，往往由病房护士兼职。

随着科技迅猛发展，内镜护士的工作范围也相应扩大，从单纯的清洗内镜到规范化清洗消毒、保养内镜，还参与了内镜诊疗全过程，从单纯的诊断配合到复杂的治疗配合、全程的患者看护等。随着内镜护理队伍的壮大，目前不仅成立了专业学术团体，如美国消化内镜学会(ASGE)、美国消化护士及相关技术人员学会(SGNA)、英国胃肠病学会(BSG)等，而且还出版了刊物、建立了体制和规范。随着内镜技术的发展，我国内镜护理也逐渐与国际接轨，现阶段，国内内镜中心护理人员，要求至少由有 2 年以上相关临床经验的年轻护士经过专业培训之后逐步胜任。

三、内镜护理的发展趋势

近年来，诊疗组织和医疗设施中心化正成为现代医疗体系发展的一个趋势，越来越多的医疗机构成市了独立的内镜中心。我国未来对内镜护理方面的要求如下：建立独立的内镜中心，整合各科室的内镜资源，统一管理，协调力量，发挥集体协同作用，做好内镜诊疗工作，为患者解除痛苦，同时又为科研、教学提供有利的条件。因此，对内镜护士的知识水平、综合素质提出了更高的要求。提高内镜护理人员的综合素质成为内镜技术发展的重要环节。

目前内镜中心主要承担胃镜、结肠镜、小肠镜、十二指肠镜、胆道镜、超声内镜等检查及相关治疗。由此，内镜的护理实践和护理教育对内镜护士的知识水平提出了更高的要求，提高内镜护理人员的综合素质成为内镜护理管理者的重要任务。

(一)建立高素质的内镜中心护士队伍及健全的内镜中心科学管理制度

现代化医院是高度制度化、规范化、程序化、标准化、信息化的医院。因此，内镜中心高素质的护理队伍、健全的科学管理制度是提高内镜中心现代化管理水平的根本保证。

随着内镜的迅速发展，各种新的技术理念、新信息知识层出不穷，对护理人员也提出了更高的要求。建立一支高素质的护理队伍，才能适应新时期内镜中心的发展需要。有效制订专科的学习计划，按计划落实，拓宽护理人员的理论知识，提升操作水平。同时制订内镜中心各项规章制度，操作流程，明确岗位职责，建立各种应急预案，培养护士的风险意识及应急能力。管理人员坚持按制度去管理、按制度去考核，使内镜中心的护理工作逐步制度化、规范化、标准化。

(二)开展内镜护理专科培训

消化内镜相关理论专业性极强，作为一名合格的内镜护士不仅要具备普通护士的基本条件，熟悉消化系统各种疾病的发病机制、临床症状、处理原则及并发症的急救，更要熟练掌握各种内镜检查及治疗的配合技术，能熟练处理各种突发应急事件。因此，对于每一位内镜护士都应进行严格的专科培训后再上岗，实行资质考核，岗位准入制度。不同年资的护士制订不同的培训考核计划，如：新护士岗前培训，通过各项专科技能培训，使其掌握内镜技术的基本理论和技术操作，巩固专科知识；工作 2～3 年的护士，提高其内镜下难度较大手术的配合技术，提高紧急情况下的应变能力，进一步提高自身及专业素质等。通过系统的学习培训，不断提高内镜中心护理专业护士的素质、提高护理人员的理论水平、操作技能，有效地提高内镜中心护理工作的质量。

(三)控制内镜中心感染并逐渐完善仪器与设备管理

内镜是集光学、机械、电子学于一体昂贵易损的精密医疗仪器，其保养和维护非常重要，这是确保内镜正常使用以及延长其使用寿命的关键。

随着内镜技术的广泛应用，患者自我保护意识逐渐加强，由于内镜材料特殊，精密度高，结构复杂，用后的消毒灭菌难度大，其内镜及附件消毒、灭菌日益受到重视，极大地影响了医疗质量和患者的医疗安全。首先要严格按照原卫生部《内镜清洗消毒技术操作规范》(2004 年版)，对内镜室的清洗消毒工作进行规范。其次内镜中心全体医护人员必须做好岗前培训，熟练掌握内镜的性能和原理，熟悉内镜的保养和维护，加强内镜中心的医院感染控制与管理工作。专人管理、规范布局，做到操作治疗室与清洗消毒室分离，设置单独的清洗消毒室和内镜诊疗室，严格消毒程序，定期监测。监测结果符合要求并做好监测记录。另外，内镜中心医护人员需加强自身防护，注射肝炎疫苗，操作时穿隔离衣、穿鞋套、戴口罩、戴帽子、戴乳胶手套等。规范的内镜中心医院感染管理，可以有效地控制医院感染发生，确保医疗护理安全。

当代护理学已经与自然科学、社会科学、人文科学等多学科相互渗透，在理论上相互促进，在方法上相互启示，在技术上相互借鉴，许多新的综合型、边缘型的交叉学科和分支学科由此而生，从而开拓了护理学的发展范围。内镜护理的发展面临与国际接轨的挑战，对护理教育的层次和质量提出了新的要求。每一位内镜护士都应迎合时代发展的需要，用开拓创新、开放的态度接受新技术的诞生，不断充实和完善自己，在实践、研究中去探索规律一总结经验。过去的内镜护理开创了新型护理科学的新方向，未来的内镜护理将形成更为完善的专科理论体系，不断创新，不断进步，使医学护理水平和质量进入新的高度。

第二章 电子内镜系统的原理与结构

电子内镜是由美国 WelCh Allyn 公司于 1983 年创造发明并应用于临床的，它的出现是消化内镜发展史的第三个里程碑(硬式胃镜—纤维内镜—电子内镜)。随着电子内镜的出现及推广，消化内镜在疾病的诊断和治疗上取得了日新月异的进展。作为一名内镜护士，应熟悉电子内镜的结构与原理、适用范围及其优缺点，以便更好地开展临床护理工作。

第一节 电子内镜系统

电子内镜系统是用微型图像传感器(CCD)代替纤维内镜的光导纤维导像束，将图像的光信号转变为电信号传输到视频处理器，经处理后显示在监视器上进行观察(图 2-1)。其由内镜(endoscope)、电视系统信息中心(video information system center)和电视监视器三个主要部分组成，此外还配备一些辅助装置，如录像机、照相机、吸引器以及用来输入各种信息的键盘和诊断治疗所用的各种处置器具等。

一、电子内镜系统的优点

1.操作简单、灵活、方便

由于电子技术的应用，在诊断和治疗疾病时，操作者和助手及其他工作人员，都能在监视器的直视下进行各种操作，使各方面的操作者都能配合默契且安全。因此，操作起来灵活、方便，易于掌握。

2.降低患者不适感

由于内镜镜身的细径化，在镜身插入体腔时，使患者的不适感降到了最低程度。

3.提高诊断能力

由于 CCD 的应用，使像素比纤维内镜大大增加，图像更加清晰逼真，且有放大功能。因此，电子内镜具有很高的分辨能力，它可以观察到胃黏膜的微细结构，能发现微小的病变，达到早期发现、早期诊断、早期治疗的最终目的。此外，由于电子内镜的视野宽阔，内镜前端的弯曲角度大，避免了盲区。

4.有利于教学及临床病例讨论

由于是在监视器屏幕上观察图像，可以供更多人员共同观察与学习，进行病例讨论，同时，也为提高诊断水平提供了良好的条件。

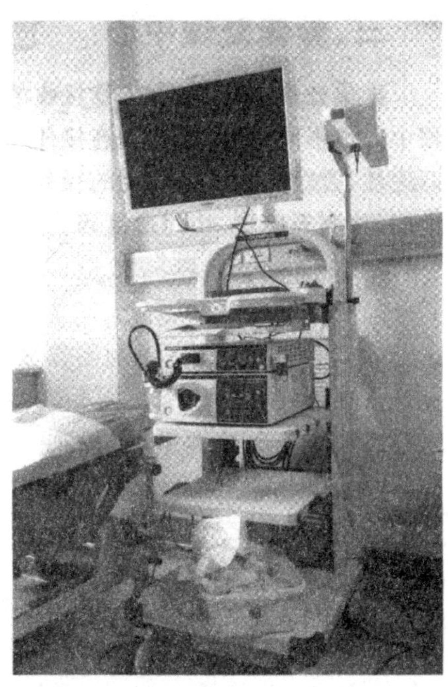

图 2-1　电子内镜系统

5.便于患者的密切配合

由于是在监视器屏幕上观察图像，因此患者本人也可以直接参与观察，这对消除患者的紧张情绪、提高患者的检查兴趣和信心起到了积极的作用。

6.为教学、科研提供可靠的资料

由于电子内镜可以对检查过程进行录像、照相，所以为今后的教学、科研提供 r 真实、可靠的第一手资料。

7.远程会诊

利用通信线路将电子内镜图像传至远方，进行临床疾病的会诊。

二、电子内镜的成像原理

电子内镜的成像主要依赖于镜身前端装备 CCD。其成像原理是利用电视信息中心装备的光源所发出的光，经内镜内的导光纤维将光导入受检者体腔内，CCD 接收到体腔内黏膜面反射来的光，将此光信号转换成电信号，通过导线将信号输送到电视信息中心，再经过电视信息中心将这些电信号经过储存和处理，最后传输到电视监视器中，在屏幕上显示出受检体腔的彩色黏膜图像。CCD 是决定电子内镜图像质量的核心部件，它如同电子内镜的心脏，其基本构造是在对光敏感的半导体硅片上采用高精度的光刻技术分割出数十万个栅格，每一个栅格代表一个成像元素，像素数越多，图像的分辨率越高，画面越清晰。CCD 只能感受光信号的强弱，电子内镜的彩色还原是通过在 CCD 的摄像光路中添加彩色滤光片，并对彩色视频信号进行处理后获得的。

三、影像处理中心

影像处理中心是将 CCD 接收的信号进行处理的设备，成像、原理不同的内镜其影像处理中心也不同,不能互换和连接使用,所以在使用电子内镜时要注意内镜和影像处理中心的匹配性,否则会造成不必要的操作。影像处理中心的内部结构及功能与日常使用的摄像机类似,如测光模式、快门速度等。

四、监视器

监视器用于电子内镜的图像输出,它的品质也直接影响到图像的质量。现在许多医院已经选择液晶监视器,而CRT监视器的色彩普遍比液晶监视器要好。另外,监视器在出厂时已经做了基本的调整,所以临床在电子内镜系统进行颜色的调整时,尽量不要调节监视器。

五、图像记录设备

图像记录设备包括键盘和诊断、治疗所用的各种处置器具等。

六、消化内镜的分类

随着医学技术的不断发展,消化内镜的种类越来越多,涉及的范围也更加广阔,大致可按以下标准进行分类。

1.按使用功能划分

消化内镜在临床上按使用功能可分为诊断型内镜、治疗型内镜及特殊内镜等。诊断型内镜并非不能进行治疗,只是在内镜的设计时主要考虑其诊断的便利,通常设计为镜身较细,钳道管(钳子管道)也较小,例如,Olympus公司生产的经鼻内镜,其外径只有6.5mm,钳道管只有2.0mm,因此患者痛苦较小,比较适合诊断而非治疗。治疗型内镜是具有较特殊结构的内镜,例如,十二指肠镜,主要应用于胆胰疾病的治疗,而双钳道管的内镜更适合做黏膜切除。特殊内镜如染色内镜、放大内镜等,以通过观看特殊内镜图谱来了解病变的特点,提高检出阳性率。

2.按检查的医学解剖部位划分

消化道被分为上、下消化道,因此,消化内镜按解剖部位也划分为上消化道内镜和下消化道内镜。上消化道内镜包括食管镜、胃镜、十二指肠镜、胆道子母镜、胰管镜等,主要观察食管、胃及十二指肠;下消化道内镜包括乙状结肠镜、结肠镜、小肠镜等,主要观察小肠、大肠。

3.按成像原理划分

消化内镜按成像原理可以分为纤维内镜、电子内镜及超声内镜,其图像的成像原理大相径庭,例如,电子内镜主要是通过CCD成像,窄带成像内镜采用黑白CCD,增加光源中的“滤光板”,选出特定波长的窄带光来完成成像功能。

4.按内镜观察方向划分

消化内镜按观察方向可以分为直视镜、斜视镜、侧视镜等。视窗方向与内镜轴向一致,称为前视内镜,如常规的胃镜、肠镜、小肠镜都属于直视镜,其观察的方向和内镜插入消化道的方向一致。视窗方向与内镜轴向呈30°～45°夹角,称为斜视镜,对食管疾病的治疗比较适用,在目前的内镜中较少见,超声内镜中常采用斜视设计。视窗方向与内镜轴向垂直,称为侧视内镜,十二指肠镜是典型的侧视镜,其观察的方向和内镜插入的方向呈90°,主要用于逆行胰胆管造影、乳头切开及取石术。

第二节　电子内镜的结构及功能

电子内镜的结构复杂，主要有光学和机械两部分，其中光学部分由导像束、导光束、物镜、盖玻片及遥控按钮组成；机械部分则由操作部的角度钮、角度钢丝、各种内管道等组成。电子内镜主要由先端部、弯曲部、插入部、操作部、导光部及其光源插头构成(图 2-2)。

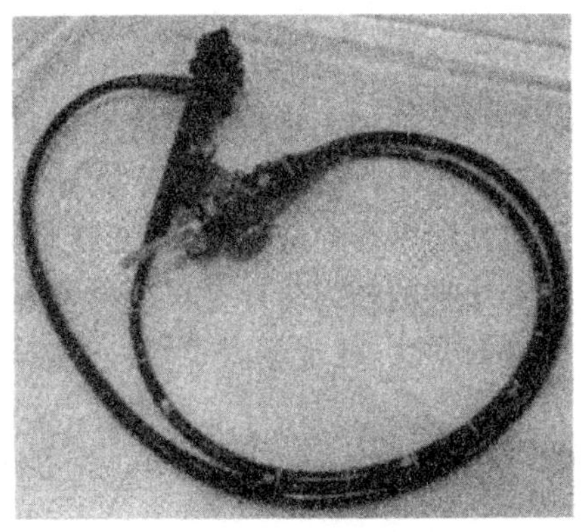

图 2-2　电子内镜整体观

一、先端部

先端部(图 2-3)是内镜的最前端，体积虽小却拥有很多部件，包括钳道管开口、送气/送水喷嘴及导光窗、导像窗等。

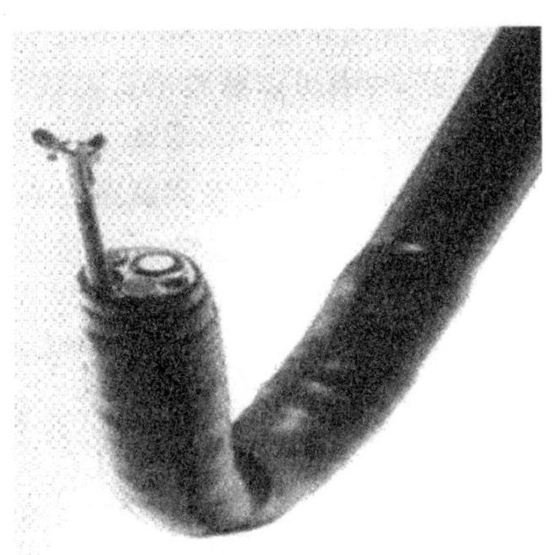

图 2-3　电子内镜先端部

1.钳道管开口

口部装有可拆卸活检钳口阀，为插入活检钳及各种手术器械的入口。对于不同类型的内镜，其操作部装有抬钳器控制钮、放大控制钮等装置。

2.送气/送水喷嘴

送气可使腔内扩张，便于观察，喷嘴对准导像窗，送水可清洁窗面，使视野清晰。

3.导光窗

在导光束末端,通过传人冷光发挥照明作用,导光窗前面由玻璃密封,因内镜种类不同导光窗可能有1～2个。

4.导像窗

又称物镜窗,接收外界图像通过导像束反射至目镜以供观察,由物镜导像束的前端和窗玻璃组成。窗玻璃起密封、保护作用,避免物镜和导像束受水和污物污染。

5.活检吸引孔

一般只有一个,双管道内镜则有两个。它是活检手术器械伸入腔内的通道出口,此孔也是吸引入口。

二、弯曲部

弯曲部(图2-4)及先端硬质部由蛇骨关节组成,在操作部旋钮的控制下,该部位可以进行可控的弯曲,通常拥有上、下、左、右四个方向。通常胃镜的向上弯曲角度要大,常规为210°。肠镜的四个弯曲角度都较大,通常为上、下180°及左、右160°。在靠近先端部的位置,有一段不能弯曲的部位称为先端硬质部,内部的结构用于放置物镜组、管道接头等不可弯曲的部件。弯曲部便于内镜在消化道内循腔插入与观察,减少或消除观察盲区并用作治疗导向。

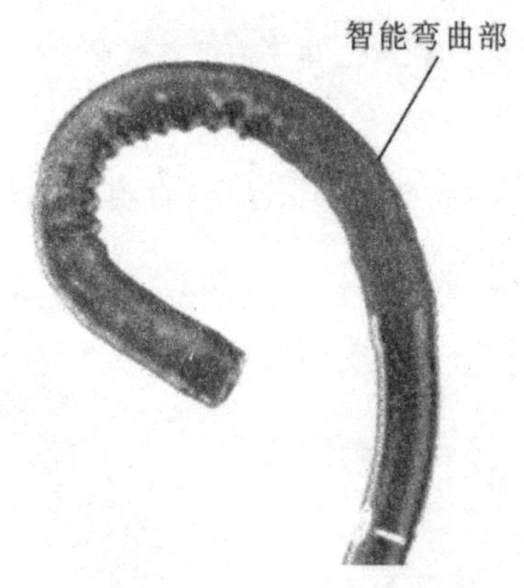

图2-4 电子内镜弯曲部

三、插入部

插入部用于连接操作部及弯曲部,不同用途的内镜,插入部的长度、粗细亦不同,其长度主要取决于内镜的功能。十二指肠镜与结肠镜的插入管(部)长于食管镜的与胃镜的。插入部包括两束导光纤维、两束视频信号线的CCD电缆、送气管、注水管和活检孔道等。这些管道和导索的外面包以金属网样外衣,金属外衣的外层再加上一层聚酯外衣。插入部表面有明显的刻度,便于术者了解内镜插入的深度。

四、操作部

操作部(图2-5)包括活检阀、吸引按钮、送气/送水按钮、角度钮及角度固定钮。操作部有若干个遥控开关与图像处理中心联系,每个控制开关的功能在图像处理中心选择。操作部是电子内镜进行操作的重要部位。

1.角度钮及角度固定钮

可将内镜弯曲部分别进行上、下、左、右角度弯曲，并使用固定钮对角度进行固定，以扩大内镜的视野范围，基本上消除了检查中的盲区。

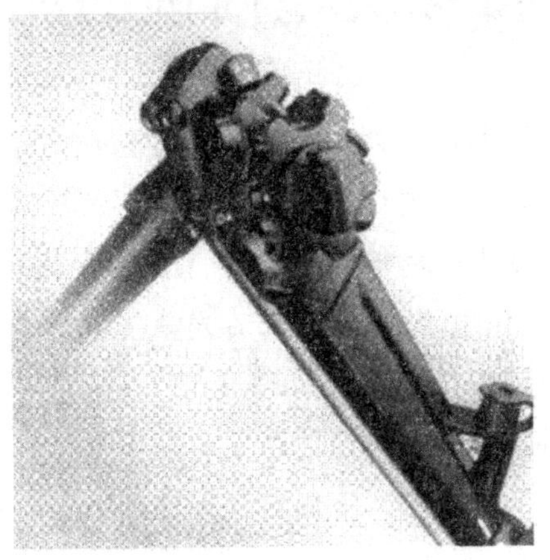

图 2-5　电子内镜操作部

2.送气/送水按钮

刚手指堵住出气孔时送气，按下时送水。

3.吸引按钮

接负压吸引器可通过吸引孔吸取腔内液体及气体，使视野更清晰。

五、导光部及其光源插头

导光部由导光插头部与导光软管组成，为光源与内镜连接的部分。内部除导光束接头外，还有气泵接口、水瓶接口、吸引器接口、通气口(测漏器接口)，以及高频电发生器的安全接口等装置。

第三章　特殊类型内镜的原理与结构

近年来，随着科学技术的不断进步，不断涌现出新的结构功能各异的内镜，极大地提高了消化系统疾病诊断的正确率，扩大了疾病治疗的范围与手段。随着微型图像传感器(CCD)技术的不断进步，出现了高分辨率电子内镜、双气囊内镜、放大电子内镜、经鼻内镜、红外线电子内镜、电子染色内镜、激光共聚焦电子内镜等；随着光学技术的不断发展，内镜图像的放大效果也在不断进步，过去只能将内镜图像放大到30～40倍，很难对消化道黏膜细胞进行观察，而目前能够放大200倍的放大内镜的诞生，可以清晰地对黏膜腺管形状、细胞核的变异进行判断和分析，从而大大提高早期癌症的诊断率。下面对各种特殊类型内镜加以简单介绍。

第一节　染色内镜

染色内镜(chromoendoscopy)也称色素内镜，是指通过各种途径(如口服、直接喷洒、注射等)将色素(染料)导入内镜下要观察的黏膜，使病灶与正常黏膜颜色对比更加明显，从而有助于病变的辨认及目的性活检。染色内镜临床应用已有40多年，1965年首先由日本学者使用色素喷洒进行结肠镜检查，应用刚果红染色对胃酸分泌的功能进行研究。20世纪90年代后，染色内镜在染料的选择、显色的生物学基础、临床应用价值等方面都取得了长足的进步。结合新型的放大电子内镜，可以观察消化道黏膜的隐窝、腺管开口的形态、黏膜下血管的分布，对早期黏膜病变的诊断效果优于普通内镜，其准确率一般在80%左右，最高可达90%，从而提高了癌病灶、癌前病变的早期诊断率。

一、染色原理

(一)染色原理分类

1.直视染色法

内镜插入后经活检孔插入喷雾导管，肉眼直视下通过喷染料来观察黏膜的微细形态变化，以发现病变，常用的染料有以下几种。

(1)复方碘溶液：与食管鳞状上皮细胞的糖原结合，呈棕褐色。

(2)亚甲蓝：肠化的胃上皮、柱状化的食管上皮和胃癌细胞能主动吸收亚甲蓝，呈蓝色。

(3)甲苯胺蓝：胃癌细胞膜小管及细胞间隙较大，该染料弥散进入癌细胞，与其DNA结合呈蓝色，肠化细胞亦可被染色，但颜色较淡。

2.对比染色法

染料沉积于黏膜凹陷处，与正常黏膜呈鲜明对比，使凹性病灶易于辨认，黏膜细胞不被染色，常用染料为靛胭脂，呈蓝色。

3.反应染色法

染料与黏膜上皮表面或内部物质起化学反应，显示颜色变化，常用染料如下。

(1)酚红：酚红尿素溶液注入受幽门螺杆菌(Hp)感染的胃黏膜后，Hp分解尿素，使局部pH值升高，染料由黄色变成红色。

(2)刚果红：当黏膜表面pH＜3时，染料由红色变为蓝黑色或黑色。

4.标记染色法(文身法)

将染料注入胃肠道壁，使之染色，以便于术中病变部位的寻找、辨别及随访时寻找要观察的部位。能在胃肠壁内长期保留的染料为印度墨汁，仅能短时间保留者为亚甲蓝。

5.双重染色法

两种染料联合应用使其能更全面、更清晰地反映颜色的变化，常用者为刚果红-亚甲蓝。除刚果红可将泌酸区染成蓝黑色、亚甲蓝将肠化区染成蓝色外，双重染料阴阳离子结合形成的白色褪色区，为早期胃癌的染色特点之一。

6.其他

荧光染色、光敏显示亦属广义色素内镜范畴，使其本身不能直接被肉眼识别，需复杂的专门设备。

(二)按染料导入途径分类

按染料导入途径分类：口服法、直接喷洒法、注射法。

将某些染料配制成一定浓度的溶液，经口服、直接喷洒或经动脉、静脉注射后，增加病变黏膜与正常黏膜之间的对比，然后通过内镜进行检查，以提高对早期癌肿和癌前病变的诊断率。

(三)按染色判定方法分类

按染色判定方法分类：肉眼直视法、荧光法、光敏法。

肉眼直视法即将某些染料配制成一定浓度的溶液，通过内镜直接喷射后肉眼观察病变黏膜与正常黏膜之间的变化；荧光法是将标本处理后滴入一定浓度的荧光染液染色后在显微镜下观察；光敏法即口服或静脉注射光敏剂后，经内镜导入紫光或激光，激发组织产生自身荧光，用光纤探头采集此内源性荧光进行光谱分析，并在出现荧光处进行活检，根据荧光光谱的特征性差异做出胃是否有良性或恶性病变的判断。

二、染色内镜的临床应用

(一)染色内镜在食管病变中的应用

1.Barrett食管

1998年，美国胃肠病学会提出Barrett食管的新定义，即内镜下任何长度的食管远端异常外观黏膜上皮，并经组织学证实黏膜有肠化生表现，排除贲门肠化，即可诊断为Barrett食管。Barrett食管是食管腺癌最重要的癌前病变，而且预后较差。对Barrett食管早期准确诊断和有效随访将提高食管癌患者的早期诊治率，从而提高患者的生存率。新的定义强调了特异性肠化生上皮(specialized intestinal metaplasia，SIM)在食管腺癌发生中的重要作用，普通内镜下准确识别 SIM 及不典型增生比较困难。染色内镜对 Barrett 食管进行有效的随访，可提高 Barrett 食管患者 SIM 检出率。经染色后，鳞状上皮因为含有大量的糖原而被染成棕黑色，而柱状上皮不着色，在不着色区活检能比盲检提高检出阳性率。亚甲蓝可被肠细胞或肠化生的细胞吸收而使其染成蓝色，因而在亚甲蓝染色检查时，特殊肠化生上皮被染成蓝色。有研究认为，亚甲蓝染色内镜在确定 BE 的特殊肠化生上皮方面具有准确、简单、安全、低价和可重复性且准确性相当高的特点。

2.早期食管癌

常规胃镜只能观察到食管黏膜的色泽、斑块、烂、粗糙等表浅病变，不能观察其细微结构，对早期食管肿瘤与慢性炎症性病变不能鉴别，同时活检难以精确取材。普通内镜发现病灶后，应用染色技术可以明确病变的形态和范围，具有较高的敏感性和特异性。临床上使用较多的是食管碘染色，染色剂是复方碘溶液(卢戈液)。碘溶液是一种可吸收染液，成熟的非角化的鳞状上皮中含有丰富的与细胞代谢密切相关的糖原，遇到碘呈棕褐色；食管癌细胞内糖原含量减少甚至消失，呈现淡染或不染；非典型增生灶的糖原含量减少，呈现不同程度的淡染。染色时正常食管黏膜上皮变为深色后逐渐褪色，但食管上皮发育不良或肿瘤组织、糜烂性食管炎的炎性鳞状上皮、非鳞状上皮(如柱状上皮)均不能良好染色。若出现不染色区或浅染色区，特别是在此区见到糜烂、斑块、黏膜粗糙、细小结节时，于此处取活组织极易发现早期食管癌。

(二)染色内镜在大肠肿瘤性病变中的应用

普通肠镜检查对大肠隆起性病变易于发现，但对于扁平病变则易于遗漏。近几年来的研究认为，扁平病变的癌变潜能、恶性程度、黏膜下浸润能力及淋巴结转移率等均高于隆起性病变，已成为大肠癌研究的热点。色素内镜的临床应用，不仅有助于发现扁平及微小病变，而且还能在内镜下初步判断病变的性质及病灶的浸润深度，有助于早期大肠癌的诊断及治疗。将色素喷洒于大肠黏膜，发现肠腔黏膜隆起、红斑、表面粗糙不平、血管纹理消失及肠黏膜无名沟中断等可疑病灶时，先反复冲洗抽吸病灶表面黏附的污秽物，然后通过喷洒管对黏膜病灶表面直接喷洒染色剂行镜下黏膜染色，待染料均匀分布在黏膜表面后，认真观察病灶的范围和形态。通常采用靛胭脂、亚甲蓝和甲酚紫三种染料染色。

三、染色内镜的优点

(1)有助于判断病变的良恶性。

(2)能显示普通内镜检查不易发现的病灶，有助于准确活检。

(3)染色内镜检查能观察肿瘤浸润范围及深度，从而有助于术前决定采用何种手术方式。

(4)胃酸分泌功能的研究。

四、染色内镜的应用现状与展望

目前，染色内镜技术已在我国广泛开展，用于发现消化道早期肿瘤和定位肿瘤边界。但是开展电子染色内镜技术所需成本高，还需内镜中心购置新的主机和染色内镜，且操作时间长，所以我国只在较大的内镜中心开展了此项诊断技术。

第二节　放大内镜

为了更好地观察消化道黏膜的细微结构，如消化道黏膜腺管开口的形态和毛细血管的改变情况等，提高对消化道病变的诊断率，1967年日本在纤维内镜的基础上生产了特殊类型的纤维内镜——放大内镜。放大内镜的出现为临床内镜医师观察消化道黏膜微细结构的改变、指导活检提供方便，从而使癌前病变的早期发现成为可能。随着内镜技术的进步，放大内镜自问世至今的40多年中，不断发展完善，无论是放大倍数、图像清晰度还是可操作性等方面均取得了长足进步，临床上已越来越受到重视。放大内镜的发展经历了三个阶段，即实体显微镜阶段、纤维放大内镜阶段和电子放大内镜阶段。临床现有放大胃镜、放大结肠镜及放大小肠镜等镜型。

一、放大内镜的结构和原理

放大内镜的结构和原理和普通内镜并无本质区别，只是在物镜与导光束或物镜与CCD间装有不同倍数的放大镜头，同时像素更密集。电子放大内镜的放大技术主要分为电子放大和光学放大两类。电子放大技术只是单纯放大图像，但同时降低了图像质量。光学放大包括固定焦点式放大和焦点调节式放大两种，按其原理分为固定焦点式放大内镜和焦点调节式放大内镜。

1.固定焦点式放大内镜

固定焦点式放大内镜与普通内镜相比，其先端部透镜所设定的最小观察距离比普通内镜短，从而达到放大图像的目的，是一种受限制的图像放大仪器。

2.焦点调节式放大内镜

焦点调节式放大内镜的原理是其远端安装了一个微小的调节器，通过它移动透镜位置来达到从普通观察到放大观察的切换。与固定焦点式放大内镜相比，既能保持普通内镜观察，又能保证放大观察而图像不失真。在光学放大的基础上联合电子放大技术，可进一步提高放大倍数，最高可达200倍的放大率。

二、放大内镜在临床中的应用

(一)放大内镜在食管疾病诊断中的应用

放大内镜在食管疾病诊断中主要有三个方面的作用：①与复方碘溶液染色相结合利于发现微小病变，取检时定位更准确；②通过对微小血管的观察可以区分正常黏膜与病变黏膜；③可以了解食管癌的浸润深度。

正常食管黏膜通过复方碘溶液染色为茶色，经放大内镜观察是由小的白点集合而成。乳头状血管是由常规网络状黏膜固有层血管走向乳头分支的营养血管。正常乳头状血管直径为10～15μm，能通过1～2个红细胞。根据放大内镜的结果，乳头状血管分为4型：①乳头状血管不明显或呈细直线状，为正常黏膜所见形态；②细螺旋状，可见血管伸长和血管径增大，间隔不等，蛇行弯曲较小，并等间距排列，见于正常黏膜和炎症性改变；③螺旋状，管径不同，蛇行弯曲较大，间隔不等，半数为上皮内癌；④超过乳头排列不规则的血管，肿瘤性血管可能性大，其中95%达到黏膜肌层或更深。

1.Barrett 食管

Barrett 食管远端组织活检有肠化生存在，合并非典型增生则癌变概率增加。Endo 根据小凹形态将化生的上皮分为5型：圆点型、长线型、长卵圆型或曲线型、管型和绒毛型。圆点型和长线型多为胃型上皮，管型和绒毛型多为肠型上皮，长卵圆型或曲线型介于两者之间。Yagi 等将 Barrett 食管黏膜分为管状、多孔状、椭圆状。房殿春将 Barrett 黏膜分为点状、短棒状、绒毛状和不规则形，认为绒毛状和不规则形对肠化生上皮有较强的提示作用。因此放大内镜对 Barrett 食管的诊断和预后判断有重要的意义。

2.早期食管癌

早期食管癌仅限于黏膜或黏膜下层的病变，单靠普通内镜判断比较困难。Miwako 等用放大内镜观察食管上皮，发现碘染色的正常食管黏膜是由一组白点规则排列而成的，并可见到上皮乳头层毛细血管。他将上皮乳头层毛细血管分成4型，即细直型(1型)、螺旋形(2型)、不规则形(3型)及复杂型(4型)。与病理学检查对照发现：1型组织学正常，2型为常见炎症性改变，3型中 m1 和 m2 型(黏膜癌)检出率较高，4型中 m3 型～sm 型(黏膜下层癌)检出率较高。

(二)放大内镜在胃部疾病中的应用

放大内镜在胃部疾病中的应用，主要是观察胃小凹和黏膜小血管的形态和结构。胃黏膜表面细微形态的基本单位为胃小凹，胃小凹为腺体的开口，当胃黏膜发生病变时，首先发生的是胃小凹的形态改变，放大内镜可清晰地观察到胃小凹的形态，因此可以利用放大内镜对溃疡病变周围胃小凹的形态进行观察，帮助鉴别其良、恶性。当黏膜发生恶病变时，溃疡的病灶表面及周围胃小凹消失，或小凹模糊不清、排列杂乱。严山等用放大内镜观察81例胃溃疡患者，局部喷洒靛胭脂，观察溃疡周围胃小凹的形态改变，将胃小凹分为 A～F 六大类型，其中 E 型是肠上皮化生的特征性改变，恶性溃疡周边小凹形态多呈 F 型，结果病理诊断的18例恶性溃疡的小凹形态均为 F 型，提示色素放大内镜对良、恶性胃溃疡鉴别有很大价值。

1.Hp 感染

Hp 感染与消化性溃疡、胃癌、MALT 淋巴瘤具有相关性。普通内镜可观察到 Hp 感染后胃黏膜的一些变化，如黏膜表面红斑、斑点状出血、糜烂等，但缺少特异性。使用放大内镜可观察到相应的胃黏膜细微结构的改变，有学者认为放大内镜可用于判断有无 Hp 感染。Yagi 等用放大内镜观察297例患者的胃黏膜，比较 Hp 感染性胃炎与无 Hp 感染胃黏膜的内镜下表现，其中72例为非 Hp 感染胃黏膜，225例为 Hp 感染性胃炎。将放大内镜图像分成4型：1型可见形成网状的集合静脉和真毛细血管，以及胃小凹类似针孔状(n=80)；2型可见不规则的真毛细血管，未见集合静脉(n=36)；3型可见白色的胃小凹和小沟，未见形成网状的集合静脉和真毛细血管(n=110)；4型可见周围红色扩大的胃小凹(n=71)。非 Hp 感染正常胃黏膜均为1型，通过电子放大内镜图像可清楚地鉴别 Hp 相关性胃炎，即 Hp 相关性胃炎多表现为集合静脉减少或消失，在炎症比较重的 Hp 相关性胃炎的胃黏膜，真毛细血管网甚至可以消失。成功根除 Hp 后放大内镜可观察到如下三种变化：胃小凹之间的红斑和肿胀消失；白色小凹变成针孔状；集合静脉重新出现。放大内镜下胃黏膜血管或皱襞的分型，有助于 Hp 感染的确诊或排除，从而为 Hp 相关性胃黏膜病变的治疗提供临床指导。

2.慢性萎缩性胃炎、非典型增生和肠上皮化生

慢性萎缩性胃炎伴肠上皮化生和非典型增生是公认的癌前病变之一，其主要病理改变为黏膜固有腺体数目减少甚至消失，作为腺体开口的小凹也发生了相应的改变，腺体萎缩后常由间质的结缔组织再生、修复所取代。这可能是黏膜萎缩，在放大内镜下所见为白色区增多，白色区内具有胃小凹结构紊乱、消失的病理学特点。萎缩严重的黏膜多伴有肠上皮化生或非典型增生，这两种病变的小凹特点一直是国内外研究的重点和热点。目前普遍认为胃癌是由慢性胃炎、萎缩性胃炎、肠上皮化生、非典型增生进而发展为胃癌的，这一系列变化在胃癌发生学中称为 Correa 序列。肠上皮化生往往是多灶性的，在普通内镜下表现为缺乏特异性，胃镜诊断与组织病理学诊断一致性差，目前尚无明确定义的胃黏膜肠上皮化生内镜诊断标准。放大内镜可清晰观察胃小凹形态变化，结合色素内镜可能会提高肠上皮化生检出率。

3.早期胃癌

早期胃癌定义为垂直方向的浸润不超过黏膜下层而无论有无转移的胃癌。有研究表明，约 70%的胃癌患者出现症状时内镜检查已属进展期，因此通过放大内镜观察胃小凹的形态改变并指导取材，早期发现恶性病变，这是近年来的研究热点。Yao 等认为内镜下的早期胃癌颜色变化与血管密度和结构变化有关，强调用放大内镜观察微血管对早期胃癌诊断的重要性，并认为放大内镜下的微血管变化可能有助于判断胃黏膜内癌的分化程度。在分化型，癌变区界限清楚，上皮下毛细血管和集合静脉消失，并出现大小、外形和分布不规则的肿瘤微血管。而在未分化型，癌细胞向黏膜深层侵袭而不破坏表层上皮，因此可观察到上皮下的毛细血管。色素放大内镜对于胃癌的早期诊断，结合内镜下黏膜切除术，是胃癌诊断及治疗的一大进展，明显改善其预后。

(三)放大内镜在大肠病变中的应用

大肠黏膜表面存在大量腺管开口，在实体显微镜下，这些腺管开口呈凹窝状。研究发现，这些黏膜隐窝的形态具有一定的规律性，不同黏膜病变时可出现不同的改变。而放大内镜能发现大肠黏膜的细微变化，结合染色技术能清晰显示病灶的表面结构形态。日本学者 Kudo 等将结肠黏膜隐窝(pit)分为 5 型：Ⅰ型，呈圆形，为正常黏膜；Ⅱ型，呈星状或乳头状，为增生性病变；Ⅲ型包括ⅢS 型和ⅢL 型，ⅢS 型，呈管状或圆形(较正常小)，为凹陷性肿瘤，ⅢL 型，呈管状或圆形(较正常大)，为隆起性肿瘤；Ⅳ型，沟状、分支或脑回状，为绒毛性腺瘤；Ⅴ型，包括 VA 型(不规则型)或 VN 型(无结构型)，为结/直肠癌。此种分型目前应用较广泛。

1.大肠息肉

大肠息肉包括非腺瘤性息肉和腺瘤性息肉。腺瘤性息肉是一种癌前病变，需手术或在内镜下切除，通过内镜观察是发现息肉的最佳措施，但不能判断息肉的性质。Kato 等采用 Kudo

的分型方法，结合色素喷洒对腺瘤性息肉诊断的准确率为94%(3006/3186)，浸润性癌的准确率为85%(81/95)，认为放大内镜检查可比较准确地判断病变的病理性质，以指导治疗。

2.大肠癌

大肠癌包括结肠癌和直肠癌，是一种常见的消化道恶性肿瘤，早期诊断是提高患者生存率的关键。染色内镜和放大内镜技术的成熟，以及内镜下黏膜切除术(EMR)和分片黏膜切除术(EPMR)的开展，使大肠癌早期诊断与治疗有了革命性的进展。大肠黏膜腺管开口形态对早期大肠肿瘤的诊治具有重要意义，Tanaka等研究癌组织浸润深度和隐窝类型的关系发现，Ⅰ型和Ⅱ型没有肿瘤细胞浸润发生，肿瘤细胞浸润到黏膜下层时ⅢL型占1%，ⅢS型占5%，Ⅳ型占8%，VA型占14%，VN型占80%。V N型较其他类型有明显的黏膜下浸润倾向，隐窝分型对其早期发现具有重要意义。

在日本，非息肉样病变占结肠早期肿瘤的32%～45%，故对于平坦型和凹陷型病变的诊断非常重要，研究表明，色素内镜有助于其诊断。大肠侧向发育型肿瘤是一类较为特殊的肿瘤性病变，其生物学特点是肿瘤沿黏膜表面呈浅表扩展，极少向上或向下发育，故称为侧向发育型肿瘤(LST)。由于LST在形态上是扁平的，有时肠镜检查不易发现，应用黏膜染色可以清楚地显示其轮廓，提高检出率。

3.溃疡性结肠炎

溃疡性结肠炎的诊断主要根据结肠镜的检查结果。由于溃疡性结肠炎的黏膜病变及溃疡形态复杂多样，黏膜活检的炎症病变缺乏特异表现，部分病例在内镜下与克罗恩病、肠结核、淋巴瘤及其他肠道溃疡性病变难以鉴别，而放大内镜能有效地发现黏膜的微细病变及病变形态的特征和差异，对鉴别诊断有一定帮助。放大内镜下溃疡性结肠炎病变表现为典型的隐窝病变，以隐窝肿大、破坏及融合为特征，可表现为典型的颗粒状结构、筛状结构及形成溃疡，残留的正常隐窝可增生形成粗绒毛状结构。结合黏膜染色技术能显著提高对隐窝细微病变的识别率，有助于内镜下溃疡性结肠炎的诊断及鉴别。溃疡性结肠炎为结肠癌的高危因素，非典型增生是其主要的病理改变。

三、放大内镜的优点

(1)具备变焦镜头，镜身外径与普通电子内镜相同，使用中既可以进行常规胃镜检查，发现病变后又可立即变焦即时进行放大观察，不需要更换内镜，又不会增加患者痛苦，也方便了医师使用。

(2)由于电子及光学技术的进步，具有41万～85万像素的高分辨率的放大内镜，使消化道黏膜的表面细微结构更为清晰。

(3)普通内镜像经变焦放大，放大倍数能够达到100倍，使内镜诊断更加精确。

四、放大内镜应用现状与展望

放大内镜是肉眼观察及了解显微组织病理之间的桥梁，新型放大内镜可以在常规模式及放大模式之间随意切换。使用放大内镜时，通过观察食管及胃肠黏膜的细微结构改变，在消化道疾病尤其是早期肿瘤的诊断方面有独特的优势，为内镜下的诊断与治疗开拓了广阔的天地。

随着研究的不断进展和深入，放大内镜将在指导活检，避免不必要的活检创伤，甚至直接诊断以往普通内镜不能诊断、必须依赖病理检查的某些病变等方面，发挥出重要作用。

第三节 超声内镜

超声内镜是一种特殊类型的内镜，其将微型高频超声探头安装在内镜头端，当内镜插入体腔后，既可通过内镜直接观察体腔内黏膜的形态，同时又可进行实时超声扫描，以获得管道壁层次的组织学特征及周围邻近脏器的超声图像。超声内镜在胃肠道肿瘤的分期、判断早期肿瘤细胞浸润深度及黏膜下肿瘤的性质和来源及显示消化道壁外压迫等方面具有极大的优势。自问世以来，超声内镜技术的不断进步和功能拓展，填补了普通内镜、体表超声和CT等所不能覆盖的一些特殊适应证的空白。

一、超声内镜的种类

1.按应用范围分类

有超声腹腔镜、超声胃镜、超声肠镜等。

2.按探头的构造分类

有机械环扫式超声内镜和电子线阵式超声内镜，此外还有微探头。

(1)机械环扫式超声内镜：内镜前端为超声振子，在内镜手柄处有一电机，通过内镜中的钢丝带动前端的振子旋转，从而得到360°的影像。横轴环扫式超声内镜的优点是扫描范围广，能同时显示消化道壁全周情况，发现病变和病变定位较容易，并能进行多种频率的扫描，便于清楚显示病变。缺点是构造复杂，容易出现故障，电机易损，在检查过程中镜身弯曲过大时，可导致前端振子旋转不畅，影响图像质量。其超声机为内镜专用，不能接体表探头，不具备彩色多普勒功能。

(2)电子线阵式超声内镜：目前多是纵轴超声内镜，其探头是将晶片排列成凸形阵列。采用组合工作的方式，在电子开关的控制下按一定的时序和编组进行声波的发射和接收，从而形成特定超声切面的影像。此型内镜在进行穿刺时，穿刺针可始终在超声影像的监视下，且图像清晰稳定，具备彩色多普勒功能，可探查病灶血供、血流方向、血流速度，构造较简单，不易发生故障。内镜探头与体表探头可共用一台超声机。缺点是斜视镜，图像呈扇形，操作时对操作者的内镜技术要求较高，操作不够灵活，视野小，对大范围病变探查较麻烦。

(3)微探头：其基本组成是外鞘和换能器芯。探头直径为1.7～3.4mm，长约2000mm，超声频率为7.5～30MHz。内镜检查中可通过钳道插入进行超声检查，对胰胆管和消化道狭窄处的检查有独特的优势，超高频探头使消化道壁的声像图更为清晰，适于辨别消化道肿瘤的浸润深度。缺点是占用活检孔道，特别易损，一根微探头使用次数有限，也不适用于开展内镜超声的介入治疗。

3.按探头的扫描平面分类

有横轴超声内镜和纵轴超声内镜。横轴超声内镜的扫描平面与内镜的长轴垂直,一般用于诊断。纵轴超声内镜的扫描平面与内镜的长轴平行,用于超声内镜引导下的穿刺和介入治疗。

4.按器械结构分类

有纤维超声内镜、电子超声内镜、多普勒超声内镜、三维立体超声内镜等。

二、超声内镜的结构

一套完整的超声内镜装置包括超声主机、内镜(电子内镜或纤维内镜)和附属的器械。不同厂家的产品其配套装置的功能有所不同,不同型号的超声主机的设计及组成也不同。超声内镜中的内镜有电子内镜与纤维内镜之分,下面就超声内镜中有别于常规内镜的部分做简单介绍。

(一)超声探头

超声探头(图 3-1)是超声内镜的关键部件,类型不同的超声内镜其探头大小、外形及工作频率也不相同。超声内镜的探头位于内镜顶端的特殊外套内,由单晶片组成,内镜直径通常为9～13mm,工作时其外可装水囊。广义的微型超声探头包括超声内镜探头和微型导管式超声探头,而狭义的微型超声探头则指微型导管式超声探头。微型超声探头是超声内镜应用的主要部件,也是腔内超声和体表超声的最大区别之处。

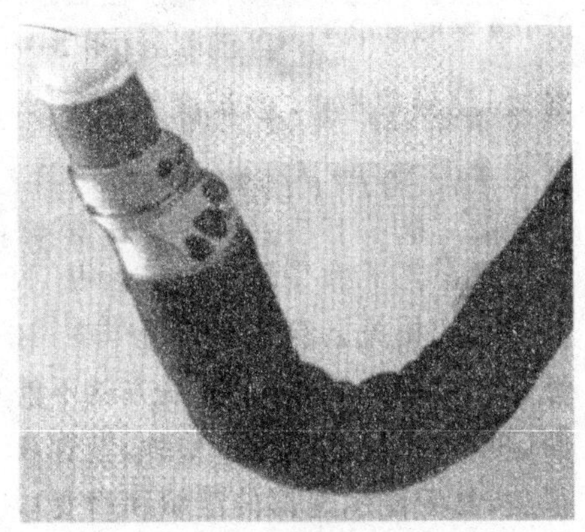

图 3-1　超声探头

(二)操作部

纤维超声内镜的内镜操作部与常规内镜基本相同,电子超声内镜的内镜操作部在原来的基础上增加了水囊注水/吸引、超声遥控按钮等功能。

(三)先端部

除了常规内镜具有的导光窗、物镜、喷嘴、钳道管开口外,增加了超声探头及水囊安装槽。

(四)光插头部

有可拆卸的超声电缆线(图 3-2),使内镜的更换、清洗与保存更加方便。

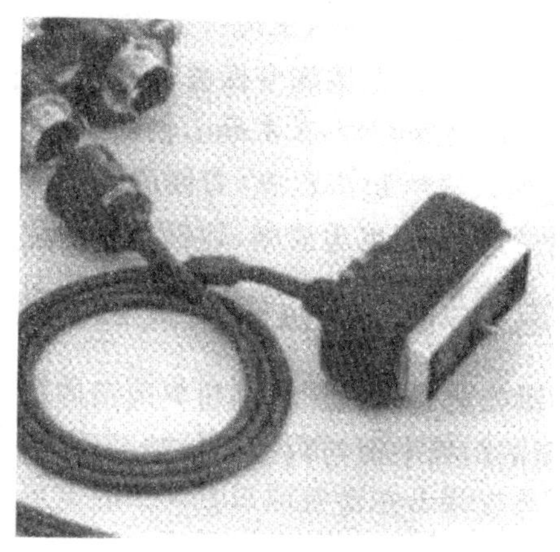

图 3-2　超声电缆线

三、附属设备

包括超声周边器械及内镜附件。

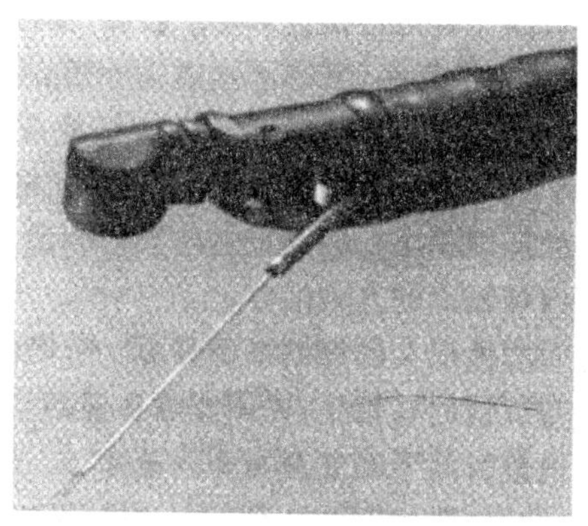

图 3-3　超声内镜专用穿刺针

1.超声内镜自动注水装置

超声内镜在工作状态下为避免气体对超声波的干扰，需要通过超声内镜的活检孔道向消化道内灌注无气水，注入的水量根据被检器官及病灶而定。所以超声内镜必须配备自动注水装置，以保证在短时间内注入足量的无气水。

2.超声内镜专用水囊

水囊在使用前先安装在超声探头外周，当超声内镜插至被检部位时按压注水阀门将水囊充盈。水囊的类型有两种，一种是水囊前部小，后端大，多用于环扫超声内镜；另一种是一端开口，另一端封闭的水囊，多用于凸阵扫描超声内镜。

3.超声内镜专用穿刺针(图 3-3)

目前使用的多为 Olympus 公司及 Cook 公司的穿刺针，型号常为 22g，长度为 165cm。

四、超声内镜的原理

超声振子发出超声波进入组织，超声波被反射得到超声影像。反射的发生与组织的声阻抗密切相关。组织和界面对声波的反射影响图像质量。当两种界面的声阻抗特别大时，绝大多数声波被反射，其后方就不能形成影像。这种情况一般发生在气体和软组织间的界面，所以在含气的器官(如肺、气管和胃肠道等)中必须充以水或其他介质(声波在水中衰减很少，易于显示深部的组织和病变)，超声内镜浸于其中才能获得清晰的图像。

超声图像的清晰度与频率密切相关，探头的频率越高，清晰度越高。10MHz 的探头，理论上的分辨率小于 1mm，但频率越高，穿透力越差，5MHz、7.5MHz、12MHz 和 25MHz 的探头探查深度分别为 15cm、10cm、5cm、1cm。超声内镜随内镜进入体腔内，可从黏膜层近距离接近消化道管壁和邻近器官进行扫描，所以可以使用高频率(7.5MHz、12MHz 或 20MHz)探头，获得高分辨率的图像，结合内镜图像及临床做出正确诊断。

超声内镜的检查，既弥补了普通内镜的缺点，又弥补了体表 B 超检查的局限性，对于早期诊断、早期治疗具有很重要的意义。

五、超声内镜检查术在消化系统疾病中的应用

超声内镜检查术(EUS)可以清楚地显示消化道管壁的强弱回声结构，以鉴别病变的来源，准确率可达 95%以上。另外，EUS 与细针抽吸(FNA)的联合应用，使鉴别肿瘤的准确率大大提高，并且使 TNM 分期成为可能。

(一)消化道肿瘤

消化道肿瘤在常规内镜下即可明确诊断，但无法了解肿瘤的浸润深度及有无区域淋巴结转移。EUS 在消化道肿瘤中的应用主要是用于了解消化道肿瘤的术前 TN 分期，从而指导治疗方案的选择。

1.食管癌

EUS 对食管癌的术前局部 T 分期具有很高的准确性(＞80%)，对于原发肿瘤浸润深度的判断优于 CT、MRI 等检查。EUS 能判断肿瘤的浸润深度和有无纵隔淋巴结转移，对于食管癌，EUS 能准确预测能否完全切除，也可进行肿瘤分期以指导治疗。若病灶局限于黏膜层，无局部淋巴结转移者，可选择内镜下治疗。

2.胃癌

随着内镜技术的发展，越来越多的局限于黏膜内层、无淋巴结转移的早期胃癌患者通过内镜进行治疗。长期的随访资料提示，内镜治疗有与开放手术相同的疗效，且并发症更少。因此内镜治疗前准确诊断极为重要。EUS 可辨别肿瘤是局限于黏膜内还是已侵犯到黏膜下层。如果 EUS 显示黏膜第 3 层有改变，则提示肿瘤侵犯黏膜下层，已不适合内镜治疗；反之则可选择内镜下治疗。EUS 对于Ⅰ型和Ⅱc 型病变结果较好，但对于包括Ⅱa 型在内的其他型病变结果很不理想。EUS 可以非常准确地对胃癌进行分期，无论是肿瘤对胃壁的浸润深度，还是受累的胃周围淋巴结以及对周围脏器的直接浸润。

3.结/直肠癌

自 ESD 应用于结/直肠平坦病变或早期癌后，EUS 对结/直肠癌的诊断和分期的应用日渐增多。对于较低位的直肠癌，术前超声内镜检查可明确癌肿浸润的深度和有无转移，为能否切除肿瘤和是否保留肛门提供一定的临床依据。

(二)消化道黏膜下肿瘤

EUS可以准确地判断黏膜下肿瘤(SMT)的大小,还可以准确地判断肿瘤的位置与管壁的起源层次。根据起源层次及超声影像学的特点,EUS可以明确诊断部分黏膜下肿瘤。来自于黏膜肌层或固有肌层的低回声主要为间质瘤或平滑肌瘤。位于黏膜下层的主要有囊肿、脂肪瘤,而类癌、嗜酸性肉芽肿、肌胚细胞瘤及肉瘤等则较少见。脂肪瘤为强回声影,而囊肿则表现为边界清楚的无回声影。异位胰腺的回声则介于强回声和低回声之间,并呈颗粒状,有时异位胰腺还能透壁生长,故EUS对黏膜下肿瘤的良、恶性鉴别较为困难。超声内镜引导下的穿刺诊断,对穿刺组织进行的免疫组化检查能提高EUS对黏膜下肿瘤的良、恶性的鉴别程度。

EUS可以准确地鉴别黏膜下肿瘤与消化道壁外的生理性压迫(如主动脉、肝、脾、胆囊等)及病理性压迫(如肿瘤、囊肿等),可辨认黏膜下肿瘤的血管结构及血管源性的黏膜下肿物。根据黏膜下肿瘤与消化道壁的层次关系,FUS可判断黏膜下肿瘤来源的层次,这对于选择治疗方法非常重要。一般认为,起源于黏膜肌层及黏膜下层的肿瘤,采用内镜下治疗是安全的。

(三)胆胰系统

随着腔内超声,如胰管内超声(intraductal ultrasonography,IDUS)、超声内镜检查术(endoscopic ultrasonography,EUS)、超声内镜引导下细针抽吸活检(EUS-FNA)及三维腔内超声(3D-IDUS)、彩色多普勒腔内超声(ECDUS)的出现,大大提高了胰腺肿瘤的早期诊断正确率。超声内镜可以放入十二指肠中,而1DUS可以通过十二指肠乳头,直接进入胰管探查,得到清晰的胰腺及胰周图像。超声内镜因其具有高频率超声探头,对病灶分辨力高,以及探头能紧贴十二指肠壁和胃壁对胰腺各部分进行近距离(1cm)的扫描等的优点,是目前临床使用的各种仪器中对胰腺显示较好的仪器之一,超声内镜的应用显著提高了对此类疾病的诊断水平。而EUS-FNA不但能直接、快速地获取胰腺组织以明确诊断,而且能抽取囊液或置管引流治疗囊肿。

1.EUS对胰腺肿瘤的早期诊断

胰腺癌在超声内镜检查声像图上多表现为低回声的实质性肿块伴周围正常结构层次的破坏,内部可见不规则的斑点,斑点呈圆形或结节状,肿块边缘粗糙不规则,典型者呈火焰状;而小胰腺癌在超声内镜检查声像图上也多表现为低回声,但大多内部回声规则,边缘不清。超声内镜检查能显示胰实质或胰管系统内5mm大小的肿块,敏感性很高,且能显示小胰腺癌的淋巴管转移。

2.IDUS对胰腺肿瘤的早期诊断

胰腺癌在30MHz IDUS的超声图像一般分为两型:一为分化较好的管状腺癌,表现为低回声灶,外伴强回声区,正常胰实质图像消失;二为乳头状腺癌,表现为胰管内病灶呈高回声,胰实质正常网状图像存在。IDUS能准确地探及小胰腺癌的位置及大小,明显优于B超、CT等。IDUS对黏液囊腺瘤的早期诊断:黏液囊腺瘤分主胰管型和分枝胰管型,前者为扩张的主胰管伴乳头状瘤,后者为扩张的主胰管伴囊肿形成。由于黏液囊腺瘤的胰管内充满黏液,故B超、CT及EUS难以准确判断肿瘤的范围和评价其恶性程度,但IDUS能直接插入胰管而不会受其影响，准确反映肿瘤大小及其对胰实质的侵犯。IDUS 对胰岛细胞瘤的早期诊断：IDUS 对胰岛细胞瘤也有特征性的声像图，表现为主胰管周围散在的局限性微小高回声团块。

3.超声内镜-引导下 FNA 对胰腺肿瘤的早期诊断

超声内镜-引导下 FNA 正越来越多地应用于胰腺肿瘤的诊断，它不仅准确、安全而且经济。小胰腺癌超声内镜检查声像图主要表现为类圆形、边界清楚、边缘不规则的低回声肿块，内部回声多均匀。

4.ECDUS 对胰腺肿瘤的早期诊断

ECDUS 是将 EUS 与彩色多普勒超声技术相结合的一项新技术，能描绘出肿瘤内部及其毗邻血管的血流，对肿瘤的大小、性质、侵犯周围脏器的情况做出评价。

5.三维腔内超声对胰腺肿瘤的早期诊断

随着超声技术日臻完善，利用先进电脑软件可对腔内超声提供的声像信息进行三维影像重建，重建图像清晰直观且立体感强，较易确定病变的形态特征、各结构的空间位置关系、浸润程度、扩散方向等，为胰腺肿瘤早期诊断开辟了更广阔的灭地。

6.胆道系统疾病

体表超声对胆道系统的扫描因受腹壁脂肪及胃肠道气体的干扰，成像质量较差，特别是胆总管下段受肠道内气体的影响常显示不清，而超声内镜的探头与胆道系统仅隔一层消化道壁，图像更为清晰。

胆道癌通常表现为低回声团块，沿胆管壁向腔内生长，也可以向外浸润。EUS 对胆道系统微小肿瘤的诊断有较高的准确性，可判断肿瘤的浸润深度；同时 EUS 对其周围淋巴结的检出率也很高，如果合并应用超声内镜引导下的穿刺细胞学检查等可提高诊断的准确率。在胆管癌的探查中应该特别注意观察门静脉、肝动脉、胰头、十二指肠壁等是否受侵，以利于术前分期，评价肿瘤的外科可切除性。

超声内镜在诊断胆总管结石方面，不论结石大小、胆管是否扩张，都明显优于 B 超和 CT。尤其是对小结石的诊断可与内镜逆行胰胆管造影术相媲美，而且比内镜逆行胰胆管造影术侵袭性更少，更安全。

对于梗阻性黄疸，若 B 超或 CT 不能明确诊断时可选用 EUS，EUS 可诊断出梗阻的部位及梗阻性质，若为肿瘤，可同时进行肿瘤分期诊断及超声内镜引导下穿刺针吸活检。

六、超声内镜的优点

(1)探头距离病变组织近，可避免干扰，分辨率高。

(2)探头深入病灶，可到达胆总管末端、胰头部，能清晰显示消化道壁 5 层结构，并与相应的组织结构相对应。这是迄今为止任何一项影像学检查所不能比拟的。

(3)能判断消化道癌肿浸润管壁的深度，确认周围有无肿大的淋巴结，进行术前分期。

(4)能准确判断消化道黏膜表面及黏膜下层隆起性病变的起源。

(5)能准确判断消化道壁病变与外压性病变。

(6)超声内镜引导下细针穿刺吸引或注射对消化道壁内外病变进行组织学检查或采取其

他治疗措施，为患者提供了更好、更多的检查及治疗方法。

七、超声内镜应用现状与展望

超声内镜自1980年首次应用于消化领域的诊断以来，为内镜下诊断开辟了一个全新的领域，并迅速发展成为一种较成熟的诊断技术。随着超声内镜技术在临床的普及，其应用越来越广泛，尤其对于消化道肿瘤的术前分期、明确消化道早期癌变的浸润深度、合理把握内镜下微创治疗的适应证起到重要作用。近年来开展的超声内镜下穿刺活检、肿瘤射频、光动力和激光治疗等都取得了积极的进展。随着新的影像学技术，特别是三维立体多普勒超声内镜技术，纵向旋转型超声内镜的开发应用等，使得应用超声内镜介入治疗前景广阔。

第四节　胶囊内镜

从硬式内镜到电子内镜三代内镜操作方式均为插入式或称推进式，其优点是可操作性强，但其"有创性"的缺陷难以克服，因此研发无创性内镜技术一直是内镜医师的研究重点。胶囊内镜就在这样的背景下应运而生。

胶囊内镜全称为智能胶囊消化道内镜系统，又称"医用无线内镜"(图3-4)。1997年专门从事无线内镜研制的Given公司成立。1999年1月世界上首台实用型无线内镜诞生，并进入临床实验。2001年美国的FDA批准其进入临床应用，并将其正式命名为胶囊内镜。目前国产胶囊内镜也在临床应用。胶囊内镜具有检查方便、无创伤、无导线、无痛苦、无交叉感染、不影响患者的正常工作等优点，扩展了消化道检查的视野，克服了传统的插入式内镜所具有的耐受性差、不适用于年老体弱和病情危重等缺陷，可作为消化道疾病尤其是小肠疾病诊断的首选方法，被医学界称为21世纪内镜发展的革命与方向。

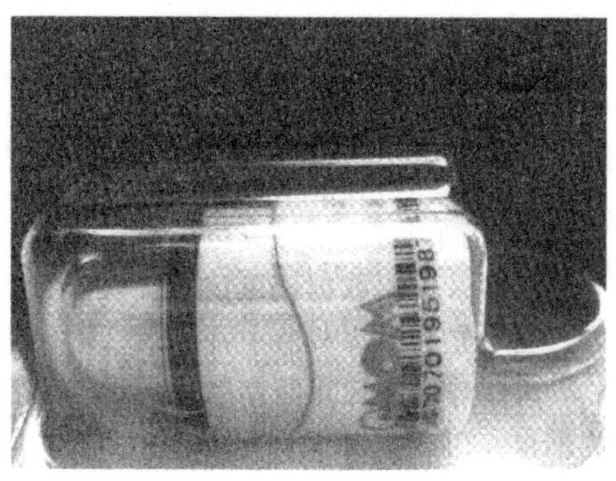

图3-4　胶囊内镜

一、胶囊内镜的结构和原理

胶囊内镜的仪器设备包括摄像胶囊、信号记录器、图像处理工作站。以Given影像公司研制的Given诊断性成像系统为例，主要由三个主要部分组成：Given摄像胶囊、Given数据记录仪、RAPID应用软件和工作站。

其工作原理如下:受检者通过口服内置摄像与信号传输装置的智能胶囊,借助消化道蠕动使之在消化道内运动并拍摄图像,医师利用体外的图像记录仪和影像工作站,了解受检者的整个消化道情况,从而对其病情做出诊断。

(一)摄像胶囊(图 3-5)

目前使用的 M2A 型胶囊大小为 26mm×11mm,其最外层为塑料外壳,两端为光学半球体,靠前半球体内侧周边装有 4 个白光发射二极管,用于照明。中央为成像光学凸透镜,透镜后衔接互补式金属氧化硅半导体显像(CMOS)芯片,胶囊正中央为 2 节氧化银电池,能维持内镜工作状态达 8h。闭合式环行信号发射器和环圈状天线紧贴后侧半球体。单个胶囊质量为 4g,图像特征包括 140°视野,1∶8 的放大比例,1～30mm 的可视深度,最小观察直径为 0.1mm,是一种无线的一次性使用的胶囊。

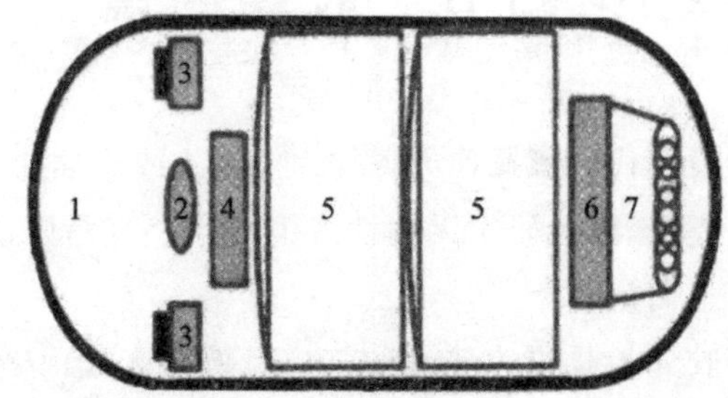

1.光学罩;2.镜头;3.发光二极管;4.CMOS 摄像头;5.电池;6.无线信号发送器;7.天线

图 3-5 摄像胶囊结构

(二)数据记录装置

1.阵列式传感器

阵列式传感器的功能是接收摄像胶囊的数据并将其发送到数据记录仪,它由 8 个相同的传感器构成。传感器由柔软的印刷电路板(PCB)构成,每个传感器通过一条电缆与其相应的记录模块相连,同时通过一次性的不溶性医疗用粘贴袋与受检者腹部皮肤相贴。

2.数据记录仪

数据记录仪(图 3-6)是接收和存储由摄像胶囊发送的图像数据的外部接收/记录装置,如随身听一般大小,便于携带;它由电池提供动力,在检查过程中佩戴于记录仪腰带上。数据记录仪由接收器、处理器模块和存储器三部分构成,所有这些元件都封装在一个塑料(ABS)盒中,能接收、记录并存储来自于摄像胶囊发送的数据信号。

3.工作站和应用程序软件

工作站(图 3-7)是一种设计用于处理、播放、存储已获取的图像并生成 RAPID 录像的专用计算机。RAPID 是 reporting and processing of imagesand data 的缩写,含义为图像和数据的报告与处理。RAPID 应用程序软件,用于支持胶囊内镜检查的各个阶段,包括患者登录、记录仪初始化、从记录仪下载数据(包括多路下载)、查看 RAPID 录像和生成胶囊内镜检查报告等。

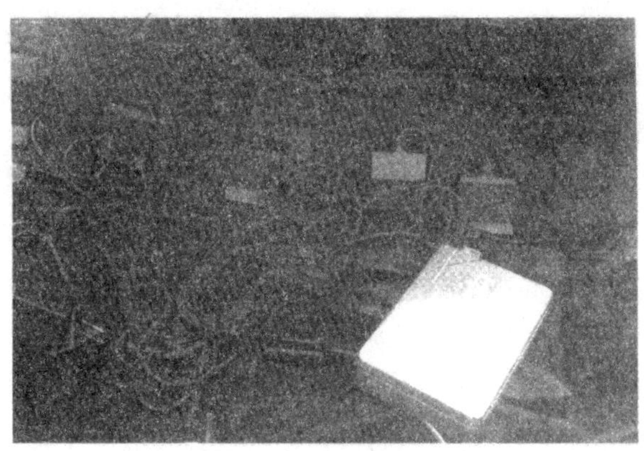

图 3-6　数据记录仪

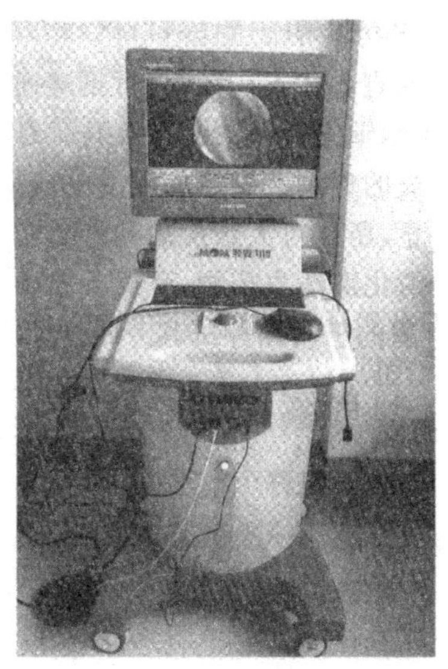

图 3-7　工作站

二、胶囊内镜在临床上的应用

(一)胶囊内镜在小肠疾病中的应用

小肠位于消化道中央,常规检查手段难以到达或者获得理想的效果,因此小肠疾病的诊断一直是胃肠病学的难点,也成为妨碍小肠病学发展的瓶颈。胶囊内镜的问世为消化疾病诊断带来了历史性的突破,其图像清晰、操作简单、安全无创。胶囊内镜的敏感性明显高于小肠镜,而特异性与小肠镜相当,是小肠疾病诊断、筛查的首选。

(二)胶囊内镜在不明原因消化道出血中的应用

不明原因消化道出血是指无法明确部位、病因的消化道出血。以往常用排除法进行诊断,在排除上消化道和结/直肠出血后均考虑为小肠出血,且病因多考虑为血管性病变。过去比较常用的检查方法中,小肠气钡双重造影、选择性肠系膜血管造影、核素扫描等方法,诊断率均不足 10%。胶囊内镜对消化道出血观察的优点在于它对活动性出血的检出率较高,可以明确出血的准确部位,为治疗尤其是为手术治疗提供可靠的依据。出血静止期胶囊内镜仍可检出

25%的活动性出血。出血原因中血管畸形最常见，占50%左右，其次为十二指肠炎、小肠间质瘤、小肠淋巴瘤、小肠糜烂或溃疡、小肠息肉等。

（三）胶囊内镜在对小肠克罗恩病的诊断中的应用

克罗恩病是一种胃肠道慢性炎性肉芽肿性疾病，可广泛累及整个消化道，其中小肠病变占30%～40%。近年来，其发病率在全球范围内尤其是在我国有普遍上升的趋势。目前对该病的诊断主要依赖于症状、体征和小肠X线检查及小肠镜检查。但对于轻型患者，尤其当炎症局限于黏膜层时，病灶往往会被遗漏。胶囊内镜对小肠疾病具有很高的检出率，有利于发现小肠克罗恩病患者的早期病变。有研究表明，胶囊内镜可发现从黏膜增厚水肿、糜烂、溃疡、肉芽增生至肠腔狭窄等各种克罗恩病的典型病理改变，且病灶呈节段性和不对称性分布，阳性率为65%，早期轻型病变占54%。

（四）胶囊内镜在其他疾病的诊断中的应用

取直立体位时，胶囊可迅速通过食管，故很难发现食管疾病，但若患者吞服胶囊后平卧20min，则仍可显示食管疾病。有报道经胶囊内镜检查确诊食管静脉曲张的病例及反流性食管炎的病例。胶囊内镜的电池最多应用8h，一半以上的患者胶囊未达回盲部时图像传输已终止，所以对大肠疾病的诊断较少应用胶囊内镜。但在经清洁洗肠及吞服胶囊2h后服用全消化道动力药物，可显示部分大肠图像，从而诊断大肠疾病。还有报道胶囊内镜用于12～16岁的患者以评价其对儿童小肠疾病的诊断价值。

三、胶囊内镜的优点

1.扩展视野

全小肠段真彩色图像拍摄，清晰微观、突破了小肠检查的盲区，大大提高了消化道疾病诊断的检出率。

2.安全卫生

胶囊为一次性使用，有效避免了交叉感染。胶囊外壳采用耐腐蚀医用高分子材料，对人体无毒、无刺激性，能够安全排出体外。

3.舒适自如

整个检查过程中只需吞服一枚胶囊内镜，且无痛、无创、无导线，也无须麻醉，不耽误正常的工作和生活。

4.操作简便

告别烦琐的操作，三个步骤清晰、简便。医师只需回放胶囊所拍摄到的图像资料，即可对患者病变进行分析。

四、胶囊内镜的应用现状与展望

胶囊内镜的出现为内镜检查开辟了一个新思路，对不明原因的消化道出血的诊断率为81%，对小肠疾病的诊断率也有了明显提高。目前因为胶囊内镜图像质量尚欠清晰，且不能取活检和治疗，因此使用时还具有一定的局限性。但是，伴随科技的发展、医疗技术和器械的进步，胶囊内镜必将进一步被广大患者接受和应用，其功能也将得到大幅提升。未来的胶囊内镜将是集诊断和治疗于一身的多功能集合体。试想一下，未来的消化道疾病患者只需要吞服一枚胶囊内镜，医师就可以在体外遥控，指示胶囊内镜停留在消化道的任何部位，完成图像采集、超声检查、组织活检、药物释放和微创治疗等多种功能，真正实现消化道疾病的无腹部切口微创治疗。因此，改进胶囊内镜的仪器性能、拓展胶囊内镜的使用范畴将是胶囊内镜今后的发展方向，治疗性胶囊内镜将是其发展的终极目标。

第五节　窄带成像内镜

内镜发展至今，采用的均是全光谱成像系统，随着科学技术的发展，新近发展起来的内镜窄带成像技术(NBI)，是一种新兴的内镜技术，给我们呈现了崭新的画面。

在人体中，黏膜组织的主要色素是血红蛋白。血红蛋白对蓝光吸收能力达到峰值，对绿光吸收能力相对较弱。同常规内镜相比，NBI 采用窄带滤光器滤去了红光，留下中心波长分别为 540nm 和 415nm 的绿光和蓝光，由于窄波光没有覆盖所有可见光光谱，到达黏膜的深度不同，通过绿、蓝顺次成像可以得到黏膜不同层次的形态图像，提高了黏膜和黏膜下血管成像的对比度和清晰度，突出强调黏膜构造的细微改变。窄带成像系统在内镜前端安装具有不同放大倍数镜头的放大内镜，可使病变细节放大 60～170 倍，接近显微镜的放大倍数，利于诊断。窄带成像内镜系统联合放大内镜可以对组织黏膜毛细血管及微腺管的形态观察更加清晰、直观，方便诊断疾病。可以预见，未来窄带成像内镜系统结合放大内镜技术，可以进一步提高诊断的敏感度，帮助临床医师进行更精确的早期诊断。

一、窄带成像原理

窄带成像内镜是一种新兴的内镜技术，它是利用滤光器过滤掉内镜光源所发出的红、蓝、绿光波中的宽带光谱，仅留下窄带光谱用于诊断消化道各种疾病(图 3-8)。传统的电子内镜使用氙灯作为照明光，这种被称为“白光”的宽带光谱实际上是由 R/G/B(红/绿/蓝)3 种光组成的，其波长分别为 605nm、540nm、415nm。窄带成像系统采用窄带滤光器代替传统的宽带滤光器，对不同波长的光进行限定，仅留下 605nm、540nm 和 415nm 波长的红、绿、蓝色窄带光波。窄带光波穿透胃肠道黏膜的深度是不同的，蓝色波段(415nm)穿透较浅，红色波段(605nm)可以深达黏膜下层，用于显示黏膜下血管网，绿色波段(540nm)则能较好地显示中间层的血管。由于黏膜内血液的光学特性对蓝、绿光吸收较强，因此使用难以扩散并能被血液吸收的光波，能够增加黏膜上皮和黏膜下血管的对比度和清晰度。所以，光源照射黏膜后反射光波被 CCD 捕获，图像经处理后在监视器上显示。窄带成像内镜具有相当于黏膜染色的功效，应用时仅需按键切换，无须喷洒染色剂，故被称为电子染色内镜。

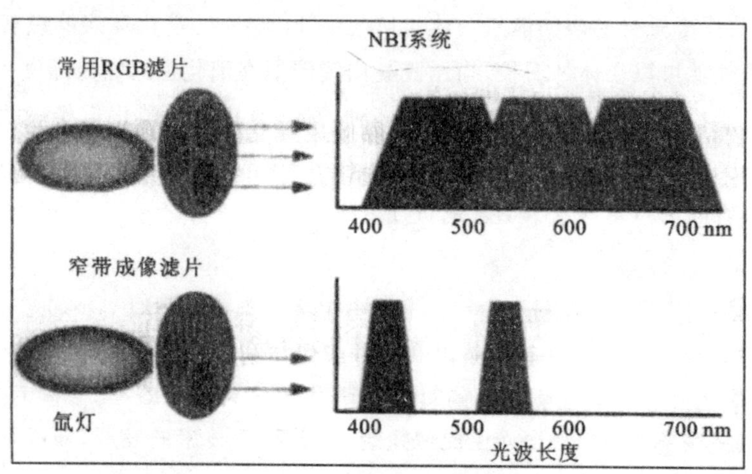

图 3-8　窄带成像原理

二、窄带成像内镜在临床上的应用

具有窄带成像功能的内镜其外形和常规操作与普通内镜基本一致，在操作中可随时切换至窄带成像模式观察病灶。对于附带窄带成像功能的变焦放大内镜而言，在对病灶近距离放大观察后再开启窄带成像模式，能更清晰地了解病灶表面的黏膜凹窝形态及血管等，方便对病灶进行定性与靶向活检。目前，窄带成像内镜在临床工作中的应用如下：①微小病灶的早期发现与诊断；②联合放大内镜观察其细微结构，进一步评价其特性并预测组织病理学结果；③作为病灶靶向活检及内镜下治疗的定位手段。窄带成像技术的应用大大提高了中下咽部早期癌、食管上皮内癌、Barrett 食管、早期胃癌、结肠早期癌的诊断及检出率。

(一)食管

1.Barrett 食管

Barrett 食管是食管腺癌唯一癌前病变，使用窄带成像内镜系统结合放大内镜(NBI-ME)联合检查 Barrett 食管，较传统电子内镜更容易呈现鳞状上皮交界处，能更清晰地显示 Barrett 上皮血管网的形态，并能较好地对 Barrett 上皮进行黏膜腺凹窝形态分型。另外，通过活检证实窄带成像内镜系统结合放大内镜优于普通放大内镜，具有与染色放大内镜相近的诊断率。

2.早期食管癌及食管扁平上皮病变

窄带成像内镜系统结合放大内镜可以清晰显示病变部位上皮乳头内毛细血管袢(IPCL)的微细结构，根据 IPCL 的改变鉴别癌与非癌组织和诊断肿瘤细胞浸润深度。在窄带成像内镜系统结合放大内镜下可清楚显示食管 IPCL。当在茶色病灶上 IPCL 出现不均匀扩张、延长、分叉，提示为早期癌或不典型增生；并可根据 IPCL 的形态变化，判断早期肿瘤细胞浸润深度。

(二)对胃癌的观察

有研究表明除胃黏膜腺管微结构的改变外，微血管形态的异常也是识别早期胃癌的重要表现。分化型癌细胞在腺管内形成，间质内微血管增生，密度高于正常黏膜微血管，血管直径大小不等或存在不规则微血管增生；而未分化型癌细胞在黏膜基层内形成，微血管和正常黏膜结构被破坏，部分微血管呈绉绸样改变。大多数的胃癌被认为来源于一系列黏膜改变，经历Hp相关性胃炎、萎缩性胃炎、肠上皮化生和上皮内瘤变到肿瘤。越来越多的研究证明，观察胃黏膜表面微血管的结构可以提高胃癌前病变和早期癌诊断的敏感性。虽然放大内镜联合窄带成像不能替代传统的组织病理学检查，但是能预测胃癌的组织学特征。窄带成像内镜系统结合放大内镜通过照射到胃黏膜中肠化生上皮顶端可产生淡蓝色，人们根据这一特点应用窄带成像内镜系统结合放大内镜在萎缩性胃炎中识别肠上皮化生的区域。临床观察结果显示，窄带成像识别肠上皮化生的敏感性为89%，特异性为93%。因此，窄带成像内镜系统结合放大内镜通过淡蓝色这一特点，能较准确地发现胃黏膜中的肠上皮化生。

(三)在结肠病中的应用

1.在结/直肠息肉样病变方面的应用

窄带成像在结肠镜中的应用，主要是在实时检查过程中区分肿瘤性和非肿瘤性病变。通过对下消化道窄带成像观察，黏膜表面毛细血管呈棕褐色，可以清晰观察到毛细血管网，观察性明显优于普通肠镜。在窄带成像模式下，可以观察黏膜表层的细微结构和毛细血管网的分布，在结肠肿瘤性病灶周围，正常黏膜表层的毛细血管延伸至病灶边缘处即终止延伸，使得肿瘤性病变与周围正常黏膜的边界更加清晰。同时，肿瘤性病灶内的血管密度高，结构紊乱，在窄光照射下，病灶的色调更深，在视野中更为突出。

在观察腺管开口形态方面.窄带成像可以达到与染色内镜联合放大内镜相同或更高的清晰度。因为肿瘤性病变的毛细血管的密度和结构与正常黏膜不同，在窄带成像模式下，密度更高，结构更为紊乱。窄带成像内镜系统结合放大内镜，也可观察息肉性病变表面的微细结构，进行开口形态分型，而且不增加检查时间，同时也可避免染色不均等缺陷。联合放大内镜检查，窄带成像内镜还可以发现一些容易漏诊的微小病变或平坦性病变。

2.在结肠癌中的应用

由于放大内镜在结肠癌的诊断中应用较成熟，且结肠黏膜较薄，微血管易见。因此，窄带成像内镜系统对结肠疾病的鉴别和诊断帮助较大。通过窄带成像内镜系统观察黏膜表面变化，判断肿瘤或非肿瘤性病变的符合率比普通内镜和染色内镜高，敏感性强。NBI对结肠增生性息肉、腺瘤和早期癌的诊断敏感性为95.7%，特异性为87.5%，准确性为92.7%。

(四)在胰管、胆管、壶腹部及小肠中的应用

胰管、胆管窄带成像内镜的检查必须结合经口胰管内镜和经口胆管内镜，观察表面微血管的改变，从而实现正确定位活组织取材。但操作较困难，且未经冲洗的胆管内的胆汁，结合窄带成像内镜观察时为红色，直接影响病变表面微细结构和微血管的观察。窄带成像内镜系统结合放大内镜具有预测壶腹部病变的组织学特征的能力，壶腹部病变表面出现扭曲，扩张和网状微血管被视为异常血管，异常血管提示腺癌，而腺瘤没有这种改变。理论上NBI也可以对小肠疾病进行评价，对黏膜微血管形态进行判断和分型，但目前尚无报道。

三、窄带成像内镜的优点

(1)不需要内镜下喷洒对比增强剂(染料)，只需对内镜上的一个按钮进行简单的操作。

(2)避免因染料分布不均匀或不规则而导致对病变的判断错误。

(3)能够在传统内镜成像和窄带成像内镜系统之间根据病情需要随意进行迅速的切换,便于对病变处反复对比观察。

(4)对黏膜微血管形态的显示具有独特的优势。

四、窄带成像内镜的应用现状与展望

窄带成像内镜可及早诊断出消化道的早期病灶,可以说是消化道早期癌症诊疗的一大进步。窄带成像内镜提高了对食管、胃、肠道的"病变表面"的细微构造、毛细血管的观察,而且与传统的内镜系统的内镜染色法相比,窄带成像内镜系统不必喷药,只要按个键切换就可以,所以不必担心染色剂的剂量难以把握,减少了检查时间,降低了受检者的痛苦,同时亦降低了医师工作的疲劳度与困难度。未来,窄带成像内镜系统配合放大内镜,诊断的敏感度可以进一步提高,帮助临床医师进行更精确的诊断。窄带成像内镜,增加了黏膜上皮和黏膜下血管的对比度和清晰度,不仅能够精确观察消化道黏膜上皮形态,还可以观察上皮血管网的形态。这种新技术能够更好地帮助内镜医师区分胃肠道上皮,胃肠道炎症中血管形态的改变,以及胃肠道早期肿瘤腺凹窝不规则的改变,从而提高内镜诊断的准确率。

第六节 共聚焦激光显微内镜

共聚焦激光显微内镜来自于实验室常用的共聚焦显微镜,是将传统实验室桌面使用的共聚焦显微镜原理运用到内镜技术当中。具体方法是将激光扫描共聚焦显微镜(LSCM)整合于传统电子内镜的头端,产生了共聚焦激光显微内镜,能生成共聚焦显微图像。每一个合成图像大致可以代表组织标本的一个光学切面,可获得消化道实时组织病理学图像,被称为光活检或虚拟活检,其应用具有划时代意义。共聚焦激光显微内镜,可得到放大1000倍的图像,并可对黏膜进行一定程度的断层扫描成像,实时显示组织细胞的显微结构,有利于内镜下做出组织学诊断并指导靶向活检,提高病变检出率。

一、共聚焦激光显微内镜的结构

共聚焦激光显微内镜最初用于表面暴露器官如皮肤、眼睛和口腔等,为了应用于消化系统需发展微型化的激光扫描共聚焦显微系统。该成像系统应用发射405nm波长的激光二极管作为光源,靠组织反射光获取图像,导管探头外径为3.4mm,长约250mm;探头末端装有一个小型化的感受器,通过计量激光束的反射光获取图像,空间分辨率约1μm,图像获取频率为每秒4帧。因其不需要活体染色,故避免了对常规染料的过敏反应。

内窥式共聚焦显微成像系统通过改进常规内镜前端(图3-9),并安置成像设备——共聚焦显微镜。内镜前端视野的7点钟位置有一个3mm的共聚焦成像窗口,工作通道窗口直径减至2.8mm。内窥式共聚焦显微镜利用常规的内镜光源和处理器EPK1000,但配置了一个额外的连接于独立工作台的通道。前端部和插入管的直径均为12.8mm,前端部包括气/水喷出

孔、辅助的注水孔、2.8mm 的工作通道和两个导光镜面，线形激光发出波长为 488nm 的激发光，最大的输出功率为 1mW，侧向分辨率为 0.7fml，视野范围是 500μm×500μm。共聚焦激光显微内镜是利用组织荧光成像，准备和操作与一般内镜检查大致相同，唯需要在检查过程中使用特殊的荧光剂辅助成像，如静脉注射荧光素钠，和局部喷洒吖啶黄溶液。

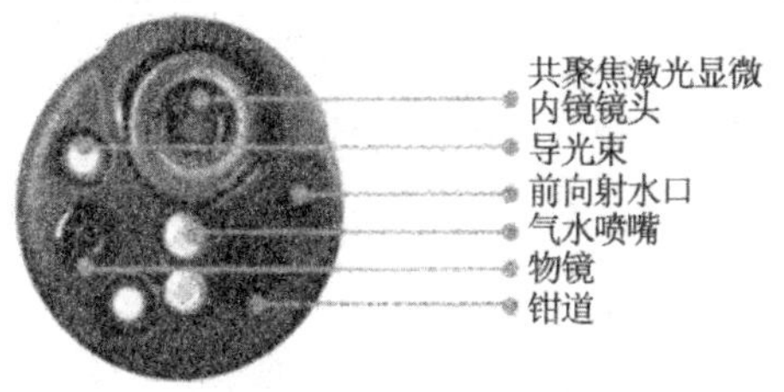

图 3-9　共聚焦激光显微内镜头端构造

二、共聚焦激光显微内镜的基本原理

共聚焦激光显微内镜是在传统的电子内镜的基础上整合了共聚焦激光显微镜而成，因此，其成像的基本原理与共聚焦激光显微镜相同，光源、探测器及被测物位于共轭位置，激光源发出的低能量激光经光源针孔及透镜聚焦于被观察平面某一点。该点反射光经同一透镜聚焦于观察针孔形成点像，并通过针孔被探测器接收，由焦平面上方和下方反射的光信号聚焦在针孔前方或后方某处而被摒弃。这一设计使光源聚焦点与被观察点位于同一平面内，且光源针孔与观察针孔必须同步运动才能获得显微图像，故名共聚焦。捕获的反射光经数字化处理并重建得到反映被检测物体某-层面的灰阶图像。该系统利用组织荧光成像，而非组织反射成像。荧光成像相比反射共聚焦成像而言，增加了图像的信噪比，但需要组织在成像过程中具有强烈的荧光基团。荧光发射波长可被滤光片迅速地调节。激光扫描的最大深度(么轴)为 250μm，厚度为 7μm，内镜手件控制柄拇指操作区的两个按钮用以控制 Z 轴的深度。在 1024×1024 像素的分辨率时激光扫描率和图像获取率为每秒 0.8 帧。放大率可达 1000 倍，很容易辨认单个细胞。与传统组织检查相比，Pentax 共聚焦显微镜系统可进行全分辨率的激光断层扫描，内镜放大倍数可达 1000 倍，分辨率为 0.7μm，对表面和表面下的观察可达 250μm 的深度。由于可深入组织深处进行虚拟光学切片分割，因此可识别固有层血管和细胞、完整基底膜、结缔组织和炎性细胞的典型组织学特征，进行细胞水平的组织学成像。

三、共聚焦激光显微内镜在临床上的应用

共聚焦激光显微内镜的诊断范围已经从目前的结肠、直肠疾病扩展到了胃食管反流病患者以及幽门螺杆菌的检验等领域。截至目前所获得的数据表明其效果等同于传统活组织学检查，准确率可达 99%以上，统计结果其灵敏度为 97.4%，特异性为 99.4%，精确度为 99.2%。临床上主要用于黏膜上皮病变、Barrett 食管、胃部各种病变、溃疡性结肠炎、(扁平)腺瘤、结肠癌、癌前病变、乳糜泻、GERD(胃食管反流病)、NERD(非糜烂性反流病)、幽门螺杆菌检测等的组织细胞学观察和诊断。此外，共聚焦激光显微内镜还被寄希望于在某些病例中用于减少获取活检样本的必要性。由于具有在体内进行组织学检查的能力，因此可在需要进行常规活检时进行“有目标”活检来取代“随机”活检，从而获得更准确的样本，实现在内镜检查过程中对

相关疾病的快速诊断，这一点在临床实践中是至关重要的。

四、共聚焦激光显微内镜的优点

(1)适用于消化道早期肿瘤的筛选及癌前病变的检测，可在体内及时发现病灶。

临床前期试验表明，这项新兴技术对某些疾病(如结肠癌和早期癌变、溃疡性结肠炎、Barrett 食管、幽门螺杆菌、乳糜泻、胃食管反流和非糜烂性反流病)的早期诊断和治疗有重大意义。此外，使用共聚焦激光显微内镜还有望减少对常规活检的需要。由于这项技术具备了观察体内活组织的能力，所以可以"有的放矢"而非随机地进行活检，从而在需要进行常规活检时能提供更准确的检样。

(2)有关 Pentax 共聚焦激光显微内镜临床应用的初步研究显示，使用显微内镜可为那些特征不明显的扁平腺瘤，尤其是患 Barrett 食管病、溃疡性结肠炎的患者群体早期病变的监控提供极大的帮助。共聚焦激光显微内镜可使内镜操作者准确确定活检部位，亦可对上皮细胞进行探检和判定，并能利用常规活检和组织检查，确认是否有 Barrett 上皮细胞和 Barrett 食管瘤。

五、共聚焦激光显微内镜的应用展望

共聚焦激光显微内镜作为一项新型诊断工具，它的出现标志着内镜检查从表层走向深层、从宏观到微观、从形态学迈向组织学的质变，可以在内镜检查的同时对黏膜层进行模拟的体内组织学诊断。共聚焦激光显微内镜尤其适用于消化道早期肿瘤的筛选及癌前病变的监测。随着光学技术和电子技术的进步，可加深共聚焦激光显微内镜的扫描深度，不再局限于黏膜层，可对进展期肿瘤进行分级、分期，同时使图像质量进一步提高。对比剂的深入研究可以使细胞核或亚细胞结构显示得更加清晰，并且可以对异型增生进行分级。共聚焦激光显微内镜技术也可以用于消化道其他肿瘤的诊断治疗，如黏膜相关淋巴组织淋巴瘤。共聚焦激光显微内镜也可监测静脉化疗药物在上皮血管的分布，及时跟踪和靶向药物治疗。抗体若能与荧光素结合，则可以在共聚焦激光显微内镜下识别肿瘤细胞及其标志物。在未来的消化道疾病诊断中，共聚焦激光显微内镜将发挥更大的作用。

第七节　CT 仿真肠镜

随着 CT 硬件设施和计算机技术的飞速发展，医学界出现了一种新型肠癌检测技术— CT 仿真肠镜检查术，这种技术是将 CT 技术与先进的影像软件技术相结合，产生结肠的 3D 和 2D 图像。前者是在肠灌注气体后以螺旋 CT 沿大肠轴线在不同层面上交叉横断扫描，再由计算机进行三维重构，以显示肠腔内结构；后者是指将结/直肠沿纵轴切开后，从横轴面、矢状面、冠状面观察外部图像。3D 内部图像和 2D 外部图像相互结合，互相补充，在检测结/直肠癌方面发挥重要作用。1994 年，Vining 等首先报道了 CT 仿真内镜(CTVE)检查的临床应用。

一、CT 仿真肠镜的原理

该技术是应用计算机虚拟技术与现代医学影像结合后产生的一种新的无创伤检查手段。多排螺旋 CT 获得原始容积数据经重建后传输到工作站，利用计算机软件进行后处理获得二维、三维图像及空腔器官内表面的仿真内镜图像，并利用计算机模拟导航技术进行腔内漫游，结合实时回放，达到类似光纤维镜观察的效果。

1.遮盖表面显示(shaded surface display，SSD)技术

显示整个结肠外形和病变肠管的狭窄，并结合切割法较好地显示病变向肠腔内突出的情况。该技术快速、简便，但被观察物表面下方的结构缺乏解剖细节。

2.容积再现(VR)技术

利用了全部数据并保留了数据最初的排列，从而可以减少在遮盖表面显示中选定 CT 阈值带来的偏差，所提供的解剖结构和病灶的图像比遮盖表面显示的效果更可靠，大大增加了黏膜或病灶的细节显示，并增加了图像的深度感和三维感。可使图像具有明暗度的复杂色彩。

3.透视投影(perspective projection)法

为了把视点置于物体内部观察周围结构，必须采用与人眼工作方式相似的透视投影法重建图像。当物体与视点靠近时，图像变大；反之亦然。移动视点(物体位置不变时)，图像大小也发生同样的变化。将透视投影法与容积再现技术结合起来就可以使仿真肠镜把横断面图像资料建成可自内部观察结构的三维图像。将视点置于充气结肠腔内，则很容易像内镜方式那样观察其管壁，可产生类似钡剂灌肠的效果。

4.多层面重建(multiple plane reconstruction，MPR)技术

将容积扫描的数据经小间隔的重建处理，逐层进行冠状、矢状及任意角度的二维重建图像。可显示肠腔内、外及肠壁的结构，可检出 5mm 的息肉。

5.导航技术

在最初的二维横断面和重建的冠状位及矢状位图像上确定辅助导航的中心线，结合三维重建技术，通过水平和垂直算法使视点在腔内延伸.观察者可以沿着已定义的三维空间坐标用鼠标进行交互操作，以便改变观察方向，在所观察的路径上产生基准图像，每一基准图像记录着观察者所处的位置、方向、扫描野、不透光值及色彩。这些基准图像决定着复杂的“漫游”路径，结合远景投影和调整物屏距，可以使图像达到具有深度、远景和运动的感觉，将观察者的视野置于空腔器官之内，按人眼工作方式观察目标，有一种仿佛在腔内通行的幻觉。

二、CT 仿真肠镜的临床应用

结肠、直肠癌在我国是比较常见的消化系统肿瘤，其发病率位于胃癌、食管癌和肝癌之后，居第四位。自 50 岁起，结肠、直肠癌的发病率随着年龄增大而上升，70 岁达高峰。超过 95% 的结肠、直肠癌都发生在无临床症状的腺瘤性息肉的基础上，发现时已经是进展期，无法治愈。CT 仿真肠镜不仅可以显示正常肠腔内壁和黏膜皱襞，而且能发现直径 0.5cm 的息肉。CT 仿真肠镜对结肠内占位检出率非常高，并且对病变的定位及定性正确率比较高，对有较明显狭窄并造成近端梗阻的结肠病变检出率达到近 100%，特别是当结肠镜及钡剂灌肠无法通过高度

狭窄段肠道而欲观察病变近端时，CT 仿真肠镜显示出独特的价值，可通过狭窄段观察病变及近端肠管情况。因此，其对病变的定位、定量、定性及患者的耐受性方面被认为已经超越了结肠镜及钡剂灌肠。CT 仿真肠镜对病变的表面形态和周围细节显示比较全面，还可以显示瘤旁子灶，并且通过二维成像及多层面重建同时观察结肠外周情况，从而比较正确地分期，为临床治疗提供更多的信息。

三、CT 仿真肠镜的优缺点

（一）优点

（1）检查不需要任何镇静剂和对比剂，无明显禁忌证且肠腔出血、穿孔等并发症危险性小，因此适用范围广，尤其对高龄体弱、心肺功能不全、急性肠梗阻等不能耐受传统检查的患者最为适用。

（2）可以准确显示病变形态、范围及生长情况，体外观察显示，这种技术可查出 4～5mm 结肠病变。

（3）可检测全结肠，包括那些因肠腔狭窄传统肠镜无法通过的近段肠管。

（4）可为低位肠梗阻患者术前判断梗阻原因及部位提供重要的诊断资料。

（5）检查无创、快速且给患者带来的痛苦较小。

（二）缺点

（1）对病变影像缺乏组织特异性。

（2）难以检出腔内小的扁平病变。

（3）不能显示黏膜颜色和取材活检。

（4）对黏膜下病变致管腔轻度向心性狭窄的判断也有一定的困难。

（5）无法区分结肠内残留的水分、粪便等。

四、CT 仿真肠镜的应用现状与展望

CT 仿真肠镜的成像效果受多种因素的影响，包括 CT 设备性能、肠道准备、患者呼吸、肠蠕动、肠管的扩张程度、扫描参数、重建方法、扫描方向等，如何获得完整的患者原始扫描资料，进而重建出高质量的 CT 仿真肠镜图像，是当前 CT 仿真肠镜的重点。

第八节　内镜智能分光比色技术

近年来，内镜成像技术取得很大发展，新型内镜诊断技术层出不穷，大大提高了消化道疾病的诊断水平。内镜智能分光比色技术（FICE）是富士能株式会社法人千叶大学共同研发的新型内镜成像技术。它采用的是纳米分光技术，经计算机数据处理，再现黏膜表层细微结构及毛细血管走向，具有靶向活检的功能，为内镜下诊断治疗提供了有力的帮助。

一、FICE 的工作原理

FICE 影像处理系统是基于光谱分析技术原理而成。光谱分析技术能将普通内镜图像经

计算机数据处理、分析产生一副特定波长的分光图像。这种分光图像的单一波长可随机选择，然后被赋予红色(R)、绿色(G)或蓝色(B)，所以可以选用任意波长的RGB组合，不同组合的RGB分光图像再经过处理产生FICE特定图像，次数据处理系统可以在原来的影像与FICE影像之间做出迅速地转换，操作便捷(图3-10)。

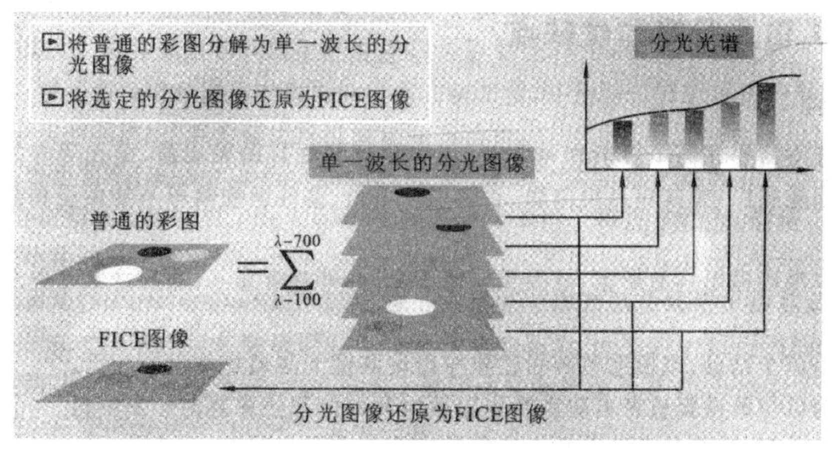

图3-10　FICE工作原理示意图

二、FICE的工作特点

FICE可选用任意波长的RGB组合，如400nm、450nm、500nm等。组织表层的精细结构及颜色对比对诊断疾病非常重要，而这依赖于它们对光波的折射与吸收。对其进行观察时，选用的光波波长不同，因此所得图像也不同。短波如400～500nm用于观察黏膜表层结构。由于血液对光波的吸收特性，550nm左右的波长更适合观察血管结构及走行。不同组合的RGB可呈现出不同的颜色及不同层次的深度。这有利于组织表层结构及毛细血管走向的观察，如实反映黏膜微细凹凸变化，再现了微小血管和黏膜表面的深层结构，对黏膜及黏膜下的病变有较高的诊断价值。FICE设定了10种波长，医师根据需要选择合适的波长范围。

该技术是一种创新的内镜诊断技术，可模拟色素内镜技术，避免了色素内镜需要使用的组织染料及染料在组织的沉积，使内镜医师看到普通内镜看不到的可疑病变，使普通内镜条件下不能识别的异常组织变得清晰可辨，使医师对可疑病变选取合适的活检查点，从而提高诊断率。

三、FICE对消化道疾病的诊断

(一)对食管疾病的诊断

Barrett食管内镜下可诊断，但确诊需病理证实含有杯状细胞的特殊肠化生柱状上皮。传统胃镜活检费时费力，对组织损伤大，风险高，不能清晰显示胃食管连接处的细微结构，而FICE能清晰显示胃食管连接处的细微结构，对病变组织有目的地进行活检，可以节时，同时节约了费用。

(二)对门脉高压性胃肠道疾病的诊断

门脉高压性胃肠道疾病与普通炎症性胃肠道疾病的内镜下表现有相似之处，故早期识别门脉高压性胃肠道疾病对于该病的治疗意义重大。FICE联合高分辨内镜成像系统能识别门脉高压性胃肠道疾病的微小黏膜改变，即围绕在隐窝边缘的小血管曲张、黏膜充血。

(三)对早期胃癌的诊断

胃肠道肿瘤是最常见的恶性肿瘤，由于我国饮食习惯逐渐与西方国家接近，其发病率逐年上升。普通胃镜可以发现胃肠道肿瘤，但发现时多数已属晚期，如何早期诊断是临床上急需解决的问题之一。FICE的出现有利于提高鉴别肿瘤及非肿瘤性病变的精确度，提高临床早期诊断率，为早期治疗提供重要的指导意见。

检验黏膜微循环状态对诊断胃肠道肿瘤性病变十分重要。黏膜的生物学色素即血红蛋白，它能反映胃肠道血红蛋白含量。这种氧合血红蛋白的吸收光谱包含一双相曲线，最高吸收峰值在540nm及570nm处。有研究发现运用分光技术计算血红蛋白含量能准确反映体外及活体内m红蛋白含量，联合内镜成像系统可以量化黏膜血流动力学状态。FICE可以对肿瘤性病变黏膜血管网的表现进行细致观察，并量化其血流动力学状态，提高早癌的诊断正确率。

(四)其他疾病

有学者对用FIC,E在诊断腹部疾病的准确性方面进行研究，发现FICE能提高十二指肠疾病内镜诊断率及指导活检。

四、FICE的应用现状与展望

FICE作为一项崭新的内镜诊断工具，它的出现具有深远的意义。它操作方便、耗时少，更容易推广应用。FICE可以清晰显示组织表层及深层结构、毛细血管走向、再现黏膜微细结构变化、指导靶向活检、提高病变检出率，使内镜的临床应用更为广阔。由于FICE为新开发的内镜技术，临床应用时间短，目前研究资料较少。胃肠道疾病在FICE下的表现特征及FICE对疾病诊断的敏感性及特异性将是未来研究的重点。

第九节　胆道镜

胆道镜是近年来发明的一种主要用来诊断胆道疾病的新器械。通过胆道镜可以直接察胆总管、肝总管，甚至肝内胆管的管壁和管腔，从而确定胆孔疾病的部位和性质，还可经检孔道行活检、取石及扩张等检查与治疗。目前，胆道镜在临床工作中得到了越来越广泛重视与应用，主要的临床应用方法有术前胆道镜(经皮经肝胆道镜)、术中胆道镜、术后道镜、经口胆道镜(子母镜)等。目前，在临床应用最广泛的胆道镜技术是经皮胆道技术。

一、胆道镜的分类

(一)按应用分

可分为经口胆道镜和标准胆道镜两种。经口胆道镜为一种长度为1.8～1.88m、外径为3.2～4.5mm、工作通道为0.5～1.7mm的纤维内镜，操作旋钮为单螺旋。标准胆道镜包括诊断型和治疗型两种，镜身长度均为670mm，但是，工作通道直径有所不同，诊断型为2.2mm，治疗型则为2.6mm,操作旋钮为单螺旋。纤维胆道镜有光学性或电子性两种。目前普遍使用的是光学纤维镜,而电子胆道镜的最大优势是视野清晰,尤其是电子经口胆道镜。

(二)按胆道镜技术的类型分

根据胆道镜的入路途径,可以将胆道镜及其技术分为以下六种类型。

1.经口胆道镜技术

此技术的优点是可以经口途径,实现胆道内直接内镜探查和镜下完成一定的治疗,从而避免开刀手术。不足之处是技术操作复杂,对内镜医师的技术要求非常高。其也是最为复杂的消化内镜外科技术。

2.手术切口胆道镜技术

通常开腹进行胆道手术时,对胆道的探查是通过术者用手触摸或用胆道探子进行。当开刀者无法明确胆管内部情况,尤其是肝内胆管情况和乳头内侧情况时,或要排除胆管结石但未取干净时,在手术过程中施行胆道镜将具有重要的价值。该技术的优点是,在术中延伸了手术医师的眼睛,能清楚了解胆道内情况。

3.经腹腔镜入路胆道镜技术

此技术是术中胆道镜的一种形式,不同之处在于,胆道镜是经过腹腔镜时的戳卡进入腹腔、术中胆道镜较传统的术中胆道造影,其准确性更高并能进行某种操作。

4.经瘘管胆道镜技术(T管、U管)

该技术为术后胆道镜技术,其实现的前提是必须有手术留置的与胆道相通的瘘管。

5.经皮经肝胆道镜(PTCS)技术

当无胆道引流管(如T管)置放或经内镜逆行胰胆管造影术失败,该技术则是非开刀方法进入胆道的唯一途径与微创技术。

6.经皮-腹腔/实质性脏器坏死腔内镜技术

该技术是指使用腹腔镜(当然也可以使用其他合适内镜,如纤维支气管镜或纤维膀胱-输尿管镜),采用胆道镜技术,对腹腔内局限性病灶内的或实质性脏器内局限性坏死病灶的探查与清创。

二、胆道镜的工作原理

以软质胆道镜为例,镜身由上万条超细玻璃光导纤维聚合成束,导光纤维分为导光束和成像束,导光束经冷光源发出的强光传导至胆道镜的物镜端,供局部照明。成像束将局部物体反射的光线,经物镜、成像束传至目镜,即成像。

三、胆道镜的结构构成

1.硬性部分

硬性部分是术者手持的部位,连接导光系统和成像系统,包括目镜、操作部、冷光源导光束、接头等。目镜可以与照相机、可视镜头连接;操作部在镜身中部有两个控制手柄,能够通过上下转动控制前端可弯部分的方向以及吸引器接口。

2.灌注管道

硬性部分与可弯部分的相接处为灌注管道的开口,与三通管相接,三通管侧孔连接冲洗导管,正孔(有防渗漏的橡皮帽)通过控制钮能调节器械孔的大小,防止液体外渗,能够在操作的同时灌水,以保证视野干净、清晰。

3.弯曲部分

有多种工作长度可选(700/450mm).顶端有物镜,广角视野,灌注管道开口在物镜的侧方。2.5mm 的直径,更大的工作管道,弯曲度向上为 160°,向下为 120°。

4.冷光源

与胃镜相同。

5.附件

包括组织钳、抓取钳、取石网篮、取石钳、冲洗导管等。

四、胆道镜在临床上的应用

(一)术前应用

1.经皮经肝胆道镜(percutaneous transhepatic cholangioscope,PTCS)

PTCS 技术是由日本学者高田忠敬于 1974 年首先开展应用于胆道结石、肝内胆管狭窄及肝胆恶性肿瘤的诊断治疗。北京大学张宝善教授于 1985 年引进推广,由于其微创、风险小、痛苦少和无须麻醉而应用于很多不适于手术或手术难以解决的肝胆疾病的诊治上,特别是为常规手术难以完美解决的弥漫性肝内胆管结石患者提供了一种较好的治疗方法,但存在需反复操作、残石率高和易复发等缺点,故目前在国内已被放弃作为肝内胆管结石的一线治疗方案。当然,在某些特殊病例,如全身情况差、不适于手术或肝内胆管局限性扩张诊断不明时尚有使用价值。

PTCS 技术的优点在于可以在无法经自然通道(经口)或手术通道(术中或术后)进入胆道系统时,通过人工建立一条通道进入胆道,完成诊断与治疗。缺点是需要联合超声、X 线、内镜三种微创技术,技术要求较高、过程复杂且需要花费一定时间才能完成窦道建立。

2.经口胆道镜

经口胆道镜又称十二指肠子母镜,操作时在十二指肠镜潜道内插入子镜,通过切开的十二指肠乳头将子镜插入胆管,直视下观察其内病变并做相应的诊断或治疗。此技术的优点是可以经口途径,实现胆道内直接内镜探查和镜下完成一定的治疗,从而达到微创治疗的目的。缺点是技术操作复杂,对内镜医师的技术要求非常高,也是目前最为复杂的消化内镜外科技术。对于采用治疗性内镜逆行逆胆管造影术直接网篮取石和胆管内机械碎石失败的巨大胆总管结石,经口胆道镜碎石技术是唯一有效的非手术微创技术。由于操作时间一般较长,故多建议在全身麻醉下施行。

(二)术中应用

1.经胆囊管

在一些术前对胆总管内是否有结石或梗阻不够明确时,或胆总管内结石较小、较少时,可在术中经胆囊管插入胆道镜观察以达到诊断和治疗的目的。经胆囊管胆道镜技术近年来有较大发展,尤其是在目前微创时代.腹腔镜联合胆道镜治疗胆囊胆总管结石已逐渐成为主流治疗手段,而经胆囊管技术则较经胆总管技术创伤更小、恢复更快。

2.经胆总管

术中胆道镜技术早已成为胆道外科医师的得力武器,在开腹手术时代,胆道镜已充分应用,可以使术后胆道残余结石的发生率大大下降。术中胆道镜可观察整个胆道的情况,包括胆总管下端的通畅情况及 Oddi's 括约肌的功能状态。施行腹腔镜下胆总管切开术(laparoscopic common bile duct exploration,LCBDE)时一般要求先探查近端胆道,再探查远端胆道,以免遗漏结石。LCBDE 已成为胆总管结石的主要治疗方法,适用于胆管扩张超过 1cm 的病例。

(三)术后应用

1.经 T 管窦道

这是胆道镜最常见的应用方式,胆总管探查术后造影显示有胆道残余结石者可在术后 6 周经 T 管窦道以胆道镜达到取出结石的目的,一般 16 号以上 T 管形成的窦道均可顺利进镜,取配重成功率较高,但有时如 T 管与远端胆管角度过小时,胆道镜探查远端胆管有一定难度。此外,如残余结石直径大于窦道,则易形成结石嵌顿于胆管窦道转弯处或窦道内,严重者甚至造成窦道撕裂或胆汁性腹膜炎,故术前应仔细观察残余结石和窦道直径的关系,以免造成被动局面,若结石直径大于窦道直径,则可在胆道镜下应用激光碎石技术后再分次取石。

2.经皮下盲襻

去胆肠吻合是治疗原发性胆内外胆管结石的主要方法,为解决术后残余结石和结石复发问题,皮下盲襻术曾被广泛作为一种备用手段,术后可切开皮下盲襻置入胆道镜取出残余或复发结石。近年来国内多数学者认为应尽量保留括约肌功能,故肝门胆管整形空肠侧吻合术逐渐成为主流,同时为防治术后残余结石和结石复发多主张加行皮下盲襻术,经皮下盲襻胆道镜取石术不受胆道结石直径的制约,且具有可反复应用的优势 。

五、胆管镜的优点

(1)胆管镜凭借能弯曲的优势可以自由进入肝内外胆管,甚至可以罕见 V 级胆管,克服了外科手术的盲区。利用镜身的活检孔道可以对胆管病变取活检做病理诊断。

(2)胆管镜可直视胆管内部情况,对经 B 超、CT、ERCP、MRI 等方法检查仍不然确诊的多种胆管疾病做出明确的诊断。

(3)应用术中胆管镜可显著降低术后残余结石的发生率。

六、胆管镜的应用现状与展望

胆道镜技术对于复杂的胆道疾病是一项非常有实用价值的微创技术,尤其是近年来在微创医学理论指导下,糅合超声—X 线—内镜(甚至超声内镜)三种微创技术的思想后,相对于传统外科技术思想,某些技术(如术中胆道镜技术)成为外科手术的重要补充;但是多项技术,如经口胆道镜技术、PTCS 技术及经皮-腹腔/实质性脏器坏死腔内镜技术等,则突破了传统四维,成为开刀方法的替代技术。

第十节　腹腔镜

腹腔镜外科的发展史最早要追溯到古希腊时代，当时希波克拉底(公元前 460 至公元前 375 年)曾这样写道：患者仰卧，然后用一个窥器观察其直肠里的病变。腹腔镜技术即采用器械直接观察人体内部器官，它的出现和发展，是科学技术发展在临床应用的一个完美体现。因此，这也决定了腹腔镜手术是一种高度设备化和器械依赖性的技术。现在腹腔镜手术设备和器械越来越多地应用先进的工程学、材料学和数字化精密控制等技术，更新发展很快，因此，一套完美的腹腔镜设备和器械是完成手术的必要条件。

一、腹腔镜设备结构

腹腔镜手术的主要设备与器械如下：①摄像系统(包括腹腔镜头、摄像产学研及光纤、光源、显示器)；②气腹设备；③腹腔镜手术器械。将以上设备配套安装，形成了完整的腹腔镜手术间。

(一)摄像系统

1.腹腔镜镜头

腹腔镜镜头按镜身直径有 3mm、5mm、10mm 三种。胃肠外科手术常用 5mm 和 10mm 镜。胃肠外科手术复杂，难度大，范围广，要求腹腔镜视野广阔，10mm 腹腔镜传送的光线强度是 5mm 镜的 3 倍，能提供较大的视野和更好的清晰度，因此最常用 10mm 腹腔镜，3mm 镜和 5mm 镜则多用于儿童患者的手术。

腹腔镜镜头按其物镜平面的角度有 0°和 30°镜两种。0°镜较 30°镜视野可变换的角度小，观察范围受到限制。30°镜可通过沿镜身长轴旋转变换观察角度，加上镜头位置的调整，达到多方位观察的目的，故常用 30°镜。

2.光源

均使用冷光源，包括冷光源机和导光纤维。目前光源多为 300W 氙灯，它具有接近自然光的发光光谱，范围从紫外线到红外线。冷光源连接后必须调整白平衡，以保证真实色彩的传导。

3.摄像机及监视器

摄像机包括摄像头、连接器和信号转换器。摄像头与腹腔镜镜头连接、形成的电信号被信号转换器转换为视频信号，输出到监视器上。腹腔镜视野图像用监视器显示。目前普遍使用的成像和监视系统仍是二维成像，三维成像尚未普及。

(二)气腹设备

(1)腹腔镜胃肠外科手术要求充足的腹腔内操作空间，需要通过稳定的人工气腹来实现。气腹由气腹机经套管向腹腔内充气来建立和维持，并实时监测内压力以保证安全(图 3-11)。

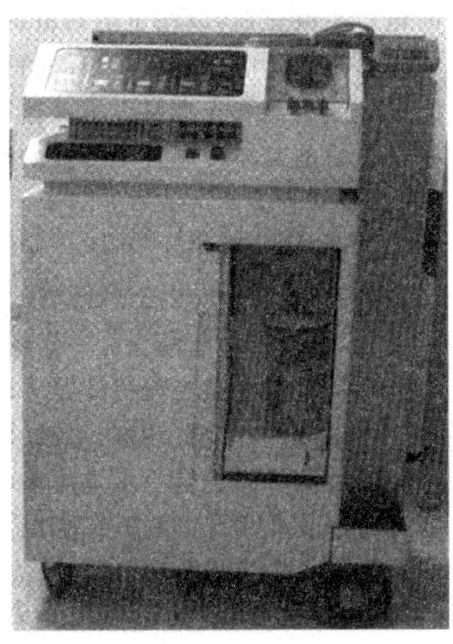

图 3-11　气腹设备

(2)成人腹腔镜手术的气腹压力多维持在 13～15mmHg(1mmHg＝133.322Pa),儿童多维持在 9～12mmHg,还需根据患者体型、年龄,以及术中观察的实际情况等酌情调整。

(3)气腹使用的气体应该无色、无毒、不会感染,并且在血液中溶解度高。多种气体可建立腹,包括氦气、氩气、一氧化氮和二氧化碳等,其中二氧化碳(CO_2)是目前普遍使用的气体,被机体吸收后可通过正常的碳酸代谢途径从肺排出。

(三)腹腔镜手术器械

腹腔镜手术器械主要包括建立腹壁通道器械、分离和钳夹器械,切割和吻合器械。

1.气腹针

建立气腹有闭合式和开放式两种方法,前者需使用 Veress 针。针的长度为 10～15cm,外径 2mm,内有针芯。针芯中空、前端圆钝有侧孔,可以通过针芯注水、注气和抽吸。针芯尾部有弹簧保护装置,穿刺腹壁时针芯遇阻力退回针管内,由外鞘顶端的锋利边缘切割组织刺入腹壁,在穿透腹壁注入腹腔的一瞬,阻力消失,圆钝的针芯头弹出,超过外鞘顶端,可避免损伤腹腔内脏器。

2.穿刺套管

穿刺套管(trocar)包括穿刺锥和套管两部分,穿刺锥呈三角形成圆锥形,有的带有可伸缩刀片。腹腔镜手术使用的穿刺套管上都有可控制的活瓣,打开时可放出气体,关闭时可自动封闭套管通道,以免器械进出时漏气。目前常用的穿刺套管直径有 3mm、5mm、10mm 和 12mm 四种。按材料不同穿刺套管有金属穿刺套管和一次性塑料穿刺套管。套管在腹壁的固定非常重要,手术巾频繁出人器械和腹腔镜头容易导致套管脱出,影响手术进度。金属套管可通过缝线固定于腹壁,塑料套管管身上有螺纹设计,可良好的固定于腹壁,不易脱出。

3.分离和钳夹器械

腹腔镜器械一般由手柄、可旋转的杆和各种端头组成(包括肠钳、分离钳、抓钳等)。端头都可随杆做360°转动,器械都可用手柄单手操作。手柄和器械杆都是绝缘部分,避免在带电操作时损伤其他组织。手柄上有接电插头,通电时可用金属端头进行电凝止血、电切等操作。分离钳是最常用的器械,有直钳、弯钳、尖头、钝头等多种选择,用于钳夹、钝性分离、止血、打结等操作。抓钳用于钳夹、抓持组织,分为无创和有创两种,钳夹咬合部有锯齿状、双齿状等。无创抓钳用于抓持需保留的肠管、系膜等组织,有创抓钳用于抓持粘连带、需切除的脏器等(图3-12)。

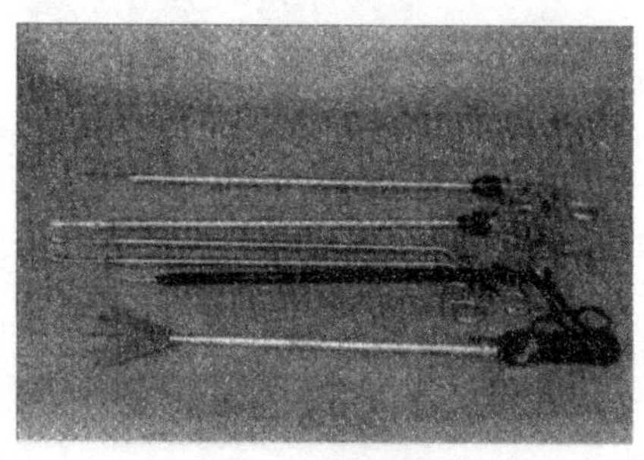

图3-12 钳夹器械

4.手术剪

剪刀头有各种形状,杆外径有5mm和10mm两种,可接电极,在剪断的同时进行电凝止血,或用于电切组织。

5.电钩

电钩常用于组织的分离、切开、电凝止血,杆身绝缘,仅尖端钩部带电。

6.施夹器和止血夹

施夹器和止血夹主要用于血管的夹闭结扎,如肠系膜下血管的结扎等。目前有单发和自动多发的施夹器,杆身直径有5mm和10mm两种,尖端均可360°旋转,方便从各种角度放置止血夹。止血夹的材料有聚乙醇酸、不锈钢、钛等,各有不同大小,匹配各种直径的血管。止血夹在夹闭前应确认所夹组织,止血夹末端应跨过夹闭范围并露出,切实闭合,避免钩挂近旁组织。结扎重要血管时近端可放置两个止血夹,双重闭合以保证安全,止血夹距断端应有一定距离,以免脱落。

7.持针器

腹腔镜持针器手柄处有锁定装置,扣紧后端头可稳定抓持缝合针,避免操作过程中手柄松开缝针脱落。持针器有各种不同的端头。

8.拉钩

腹腔镜手术常需各种腹腔内拉钩来暴露术野。如常用的扇形拉钩,其手柄后端旋钮可改变扇形的张开范围以及弯曲角度,适用于较为固定的器官,例如,在女性腹腔镜直肠癌手术中用来拨开子宫,暴露直肠。

9.超声刀

超声刀(图3-13)是腹腔镜手术最重要的器械之一,是集抓钳、分离钳、切割凝血功能于一身的高科技器械。超声刀设备由超声频率发生器和手持部分组成。超声频率发生器将电信号传到手持部分通过换能器转变成超声震动机械能，手持部分的声学装置可以55.5kHz的频率进行机械振动，机械能转换成热能，可使组织凝固，达到切割、分离及止血的目的。超声刀对5mm以下血管均可有效止血，从而减少大量转换器械、放置止血夹和打结结扎的时间，并减少烟雾产生，避免反复清理镜头，大大提高手术效率、缩短手术时间。

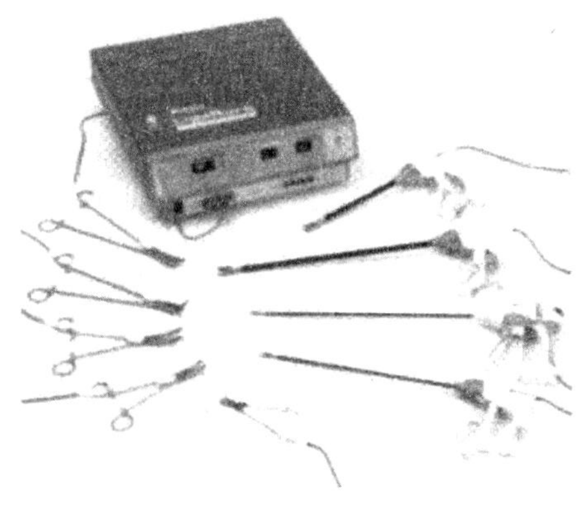

图 3-13　超声刀

10.腹腔镜直线切割闭合器

主要用于切割和关闭胃、肠管等空腔脏器，还可用来闭合大血管。直线切割闭合器激发时，钉仓中的刀片将组织切开，同时切线两侧各三排钉合钉将切开的组织钉合，钉仓长度有30mm、45mm、60mm等规格，用于不同宽度组织的钉合，钉合钉钉脚高度也有不同选择，可根据组织厚度选用，以保证切实的闭合。腹腔镜直线切割闭合器需通过12mm套管进入腹腔，一些新型闭合器头端可以改变方向，以尽量使切割闭合线与肠管垂直，避免闭合线成角，影响闭合端血液循环和后续操作。

11.圆形吻合器

用于空腔脏器之间的吻合，如胃空肠吻合、结/直肠吻合等。圆形吻合器的闭合直径有21mm、25mm、28mm、31mm、33mm等规格，根据轴身弯曲与否分为直轴型和弯轴型两种，胃肠外科使用较多的是弯轴型吻合器，因其可适应解剖学自然弯曲，在直肠手术中有重要作用。圆形吻合器的钉合钉为钛钉，钉脚高度有3.5mm、4.8mm等，用于不同厚度组织的吻合，吻合完成后钉侧面观呈B形。

12.腹腔镜疝修补钉合器(疝钉枪)

腹腔镜疝修补钉合器主要用于疝补片的固定。常用的钉合器杆外径为5mm，钉合钉呈螺旋状。放置疝钉时需注意避免神经和血管损伤。

13.腹壁戳孔缝合器

经白线或其他可能导致术后套管孔疝的套管孔需切实缝合。常用的戳孔缝合器为Endo Close针。该针顶端有可推开的带线孔，可在腹腔镜监视下带线从戳孔一侧穿刺进入腹腔，将缝合线放开留在腹腔内后退出，再从另侧空针刺入腹腔，利用带线孔带住缝线拉出腹腔打结，完成切实的腹腔全层缝合。该针还可用于小儿腹腔镜腹股沟疝囊高位结扎术，带线在腹膜外环绕内环口；腹腔镜切口疝修补术中缝合固定腹壁补片；以及其他情况下的腹壁缝合。

14.腹腔镜自动缝合器

腹腔镜手术的缝合操作因进针、出针困难，打结困难，是难度最大的技术，往往需时较长，且在需要快速缝合止血时应用困难，自动缝合器的出现是一大进步。该器械通过端头两持针臂交替接针完成缝合，在很大程度上避免了普通持针器操作角度受限的困难，大大简化了镜下缝合操作，也降低了缝针误伤其他脏器的风险。但需在平面上缝合时，不能完全替代传统持针器。

二、腹腔镜原理

通过 CO_2 气腹制造腹腔内操作空间，使用冷光源提供照明，将腹腔镜镜头插入患者腹腔内，运用数字摄像技术使腹腔镜镜头拍摄到的图像通过光导纤维传导至后级信号处理系统，并且实时显示在专用监视器上，然后术者通过监视器屏幕上所显示患者器官不同角度的图像，对患者的病情进行分析、判断，并且使用各种长柄腹腔镜器械经腹壁通道伸入腹腔，进行分离、结扎、缝合等各种手术操作。

腹腔镜手术多采用 2～4 孔操作法，目前腹腔镜手术最常用的置入第一套管建立气腹的部位在脐部。腹腔镜手术的开展，减轻了患者开腹手术的痛苦，同时使患者的恢复期缩短，并且相对降低了患者的支出费用。

三、腹腔镜在临床上的应用

自 20 世纪 70 年代末改革开放后，腹腔镜技术被引进至今，国内腹腔镜手术从诊断性检查操作发展到诊断和治疗并举，应用范围也已经扩大到包括胃肠外科、肝胆外科、甲乳外科、小儿外科、妇产科、泌尿外科、心胸外科等多学科领域，一些腹腔镜术式已成为治疗某些疾病的“金标准”，如腹腔镜胆囊切除术、腹腔镜卵巢良性肿瘤剔除术等。一些新观念的手术正在被广泛接受，如腹腔镜抗胃食管反流手术，还有一些手术正在开展之中，如腹腔镜减肥手术等。

四、腹腔镜的优点

追求“最小的损伤及最好的疗效”始终贯穿医学发展历程，外科手术微创化是外科医师的共同目标，在力图实现这个目标的医学实践中，手术技能不断提高，手术方式不断改进，医疗器械和设备不断革新，使现代外科在实现微创治疗上有了长足进步，在这样的背景下腹腔镜应运而生，它在保证治疗效果的前提下尽可能缩小手术对机体的损伤。它不仅保留了传统外科技术的主体，即显露、分离、结扎、切除、缝合等，而且还具有创伤小、痛苦小、恢复快等特点。

五、腹腔镜的应用现状与展望

进入 21 世纪以来，以腹腔镜外科为主体的微创外科，已成为现代外科的主流发展方向。随着科技发展，腹腔镜技术必将更加精密、完美，而模拟手、机器人、网络化代表目前腹腔镜外科的几个发展方向。腹腔镜技术在国内最早应用于肝胆外科和妇科，但最近几年，胃肠外科腹腔镜技术的发展非常迅速，几乎所有经典术式都可以在腹腔镜下完成，包括阑尾切除术、消化道穿孔修补术、急腹症腹腔镜探查等。目前，腹腔镜技术在胃肠外科的应用已日臻成熟，腹腔镜手术可利用天然的腹腔空间，也可以通过人工造腔，使无腔变成有腔，从而扩大了应用范围，如腹腔镜抗反流手术、腹腔镜减肥手术、腹腔镜消化道肿瘤根治性手术、免气腹手术、腹腔镜单孔道手术、机器人腹腔镜手术等。与普通腹腔镜手术相比，机器人辅助腹腔镜手术的视野图像精确、稳定，手术者的思维与视觉达到高度统一，可减少疲劳，提高效率。更为突出的是，借助互联网技术机器人系统可以实现远程手术。可以预见，未来微创外科将不再局限于腹腔镜手术，而是将内镜技术、数字化技术、三维成像技术、机器人技术等联合应用。

第四章　消化内镜常用附属器械的使用和保养

随着内镜技术的不断发展，内镜及其附属器械的使用也日趋频繁。因此，如何正确使用和保养器械，维持其最佳工作状态，延长其使用寿命尤为重要。作为一名内镜护士应充分了解各种内镜及附属器械的结构组成、使用方法、操作步骤及保养等，提高器械的使用完好率，降低故障率，延长使用寿命，以保障临床工作的顺利开展。

第一节　冷光源的使用和保养

冷光源(图 4-1)是内镜检查的照明源，冷光源内部通常使用的灯泡为氙气灯泡和卤素灯泡，因这两种灯泡在制作时增加了吸收红外线的涂层，可以减少热量的产生，因此被称为冷光源。电子内镜系统使用中心处理光源，它是一种多功能氙灯光源，能与 EV15 系列内镜、OES 纤维内镜、超声内镜系统等组合使用。通常使用的是 300W 氙灯半闪光系统，照明时灯光亮度增加 1.5 倍，可获得最佳的照明度、清晰的轮廓和鲜明的图像。

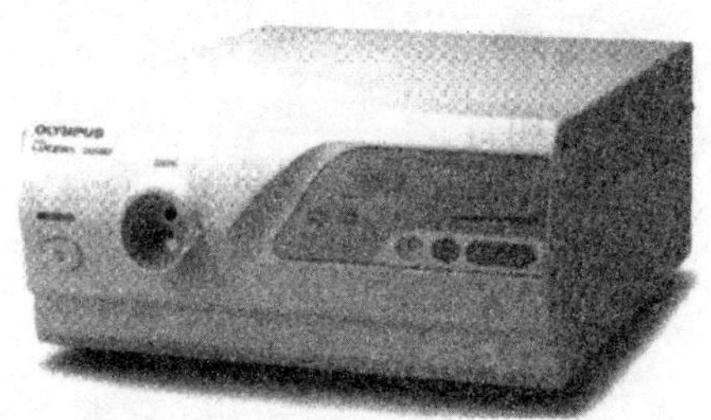

图 4-1　Olympus CLV-260 型冷光源

一、冷光源的原理

由冷光源内的灯泡发出的光，经内镜中的导光束传导光线，照亮腔体，其发射光线经过导像束的传导，传至目镜后进行观察。冷光源具有以下优点。

(1)采用大功率、高亮度的光源灯，如卤素灯、氙灯等，光亮度强，使所见的图像接近于在自然光下观察的图像，较真实。摄影时可采用各型胶卷，同时还可进行电视录像。

(2)由于外接光源采用红外线过滤装置，使射入人体腔内的照明光线成为冷光，即避免灼伤消化道黏膜，同时内镜可对病变做接近观察，便于发现腔内微小病变。

(3)灯泡寿命长，检查和更换都较方便。

二、冷光源的构造

不同生产厂家的电子内镜均配备与其匹配的冷光源，现以 Olympus CLV-260 型冷光源为例予以介绍。

(1)电源开关(POWER)。

(2)散热装置:氙灯本身可过滤照明光线内产生热量的红外线,旁边有冷却风扇可驱散滤出的红外线产生的热量。

(3)送气装置:冷光源装置中的电磁泵向内镜输送一定压力的空气,空气的流量由冷光源装置面板上强度指示表(AIR)高、中、低3挡控制。

(4)内镜摄影自动控制系统:根据物镜和被摄物的距离、反光量大小,自动调节内镜摄影的曝光量而设置。

(5)亮度调节指示表(BRIGHTNES)。

(6)灯泡开关键(LAMP)。

三、冷光源的使用和注意事项

(1)连接电子内镜图像处理系统。注意在机器初始安装连接好后,要始终保持此连接,不需每次再连接。

(2)将内镜的接头部插入光源前面的内镜插座中。注意要连接稳固、紧密,否则会影响送气/送水功能。

(3)注水瓶内装入2/3瓶蒸馏水,旋紧瓶盖挂在光源侧面悬挂板上,将注水管接头接到内镜接头部的注水管接口上。

(4)接通电源,按下冷光源的电源开关。注意在未连接好之前,不要打开电源开关,以防损坏设备和伤及人体。

(5)按下灯泡开关,点亮、检查照明灯。

(6)每次使用完毕后,应将光源开关关闭,拔下注水瓶接头和吸引管,将内镜接头部从冷光源内镜插口上取下,用清洁干棉布擦净光源外壳。

(7)注意事项如下。

①在未关闭电源开关前,不能取下内镜接头部。

②长时间不使用光源时,需分离电源线。

四、更改模式时注意事项

更改模式时需注意:按下模式切换开关,根据所用的内镜系统选择相应的模式。

(一)EVIS模式下调节亮度

(1)打开EVIS LUCERA图像处理中心的电源,对光源进行自动调光操作。当图像处理中心的电源关闭时,不能使用光源的自动调光功能,而亮度设为最低值。

(2)按亮度调节键,设定适于观察的亮度。亮度调节键每按一次,亮度水平相应变化一挡,连续按此键时,亮度水平连续变化。标准设定为“0”,但由于使用的内镜系统及观察部位的不同,标准设定值可能太亮或太暗,可以根据实际需要调节亮度,也可以在观察过程中进行调节。

(3)勿在强电磁场中(如微波治疗仪、短波治疗仪、MRI、无线电等设备附近)使用光源,否则可导致亮度不稳。

(二)OES 模式下调节亮度

(1)按亮度调节键,设定适于观察的亮度。亮度调节键每按一次,亮度水平变化一挡。连续按此键时,亮度水平连续变化。

(2)当光源和 OES 视频系统组合使用时,系统模式设为"EVIS",可自动调节亮度。

(3)手动调节亮度时,应将亮度设为保证观察需要的最低水平,若亮度设定过高,会损伤眼睛。

(4)使用不带视频系统的纤维内镜、通过内镜的目镜观察时,请勿使用透光功能。使用此功能时的照射光亮度为最强,可能会导致眼睛受伤。

(三)使用滤光片功能

接通电源,按下滤光片开关,选择滤光片模式。再次按下滤光片开关,返回普通观察模式。注意没有安装专用滤光片时,请勿使用滤光片功能。否则,可能导致设备损坏或从内镜先端部射出光线引起灼伤。

(四)使用透光功能

按透光开关,调节亮度,自动变为手动控制调光的最大值,在 7s 后,亮度返回到原来的设定水平。需注意以下几点。

(1)仅在非常必要时才使用透光功能,否则可能使眼睛受伤。

(2)使用不带 OES 视频转换器的纤维镜或通过内镜的目镜观察时,请勿使用透光功能,防止眼睛受伤。

(3)在光线暗的地方使用透光功能,可以通过内镜先端发出的强光确认内镜在患者体腔内的位置。

五、冷光源的保养

(一)保养

(1)及时清理附在光源上的血液、黏液等其他物质。按照以下步骤进行清洗。

①关闭电源,拔下电源插座。

②使用蘸有 75%乙醇溶液或异丙醇的纱布擦拭,除去灰尘及其他物质。

③如果光源沾染了血液或其他潜在感染物质,应先用清洁剂清洁,再用蘸有 75%乙醇溶液或异丙醇的纱布擦拭光源表面,使用前应确保光源彻底干燥。否则,会发生触电的危险。

(2)勿擦拭内镜接口、其他接头或电源插座。因为擦拭可能使电触点变形或腐蚀,导致光源损坏。

(3)勿对设备进行高温高压消毒或气体灭菌,否则会导致光源损坏。

(4)请勿用尖硬或粗糙物擦拭设备外表面,以免划伤。

(5)搬运时需轻拿轻放,严防剧烈震动。

(二)存放

(1)关闭电源,拔下电源线,拆除所有连接在光源上的周边设备。

(2)在室温下,将光源水平存放在洁净、干燥并稳固的地方。避免阳光直接照射,避免潮湿。

(3)注意勿在X线、放射性环境中或强电磁场中(如微波治疗仪、短波治疗仪、MRI、无线电等设备附近)存放光源,否则会导致光源损坏。

六、冷光源常见故障和处理

(一)冷光源灯泡不亮

接通电源后,若灯泡不亮,常有以下3种可能。

(1)灯泡使用过久,自然老化损坏。可直接更换新灯泡。

(2)压力过高烧坏灯泡。需更换新灯泡。

(3)灯泡插脚氧化或插座松动而致接触不良。若灯泡插脚氧化,可取出灯泡,用小刀或砂纸刮去锈皮,再用乙醇溶液拭净锈末,重新安装即可;若灯座松动,用保险丝塞紧即可使用。

(二)气泵故障

气泵不泵气或气量不够,可能是如下原因所致。

(1)注水瓶接头与内镜的连接不紧密。

(2)注水瓶接头的橡胶圈老化,使注水瓶不密闭,可更换橡皮圈或用乳胶手套碎片在橡皮圈外缠绕一下,再连接内镜接口。

(3)内镜送气/送水按钮松动,需重新安装按钮。

(4)气泵机械故障,需送医疗维修站检修。

第二节　注水和吸引系统的使用和保养

注水和吸引系统(图4-2)是内镜重要的附属器械,当内镜进行工作时,注水和吸引系统可以导入清水冲洗病灶表面的附着物,以利于判断病变。可通过此系统吸出腔内液体做进一步检查。也可从此系统注入染色剂亚甲蓝、刚果红等进行黏膜染色。当发现腔内出血时,可通过系统吸出血液帮助观察病灶,同时还可注射药物,如去甲肾上腺素等行止血治疗。若系统的使用和保养得当,可以延长其寿命。

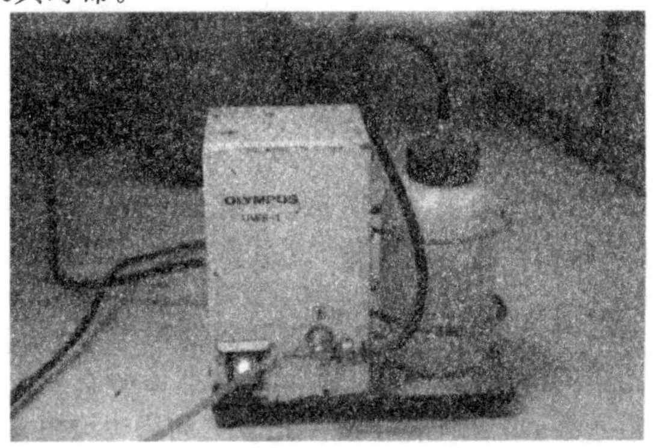

图4-2　注水和吸引系统

一、注水瓶的使用和保养

(一)注水瓶的使用

注水瓶由储水瓶、吸水管、瓶盖、注水管、接头和挂钩组成。将瓶盖旋紧后形成一密闭系统。使用时装入 2/3 容量的生理盐水或蒸馏水,连于内镜的供水/气嘴,当将内镜操作部的送气/送水按钮全部按到底时,冷光源电磁气泵的压力即将瓶内的水压入内镜的注水管,由内镜头端的喷水孔喷出,用以冲洗镜面上的污物,使内镜图像更加清晰。

(二)注水瓶的保养

(1)每天使用完毕后应将注水瓶中的水倒掉,用软刷清洗注水瓶,再用清水冲洗干净,倒置晾干。

(2)瓶盖水管部分先用内镜清洗刷清洁,再在吸水管末端接注射器反复冲洗,洗净后悬挂晾干。

(3)注水瓶必须清洁、干燥,否则可因水中杂质污垢堵塞管道引起送气/送水不良。

(三)常见故障的处理

1.注气不灵

常见的原因有储水瓶瓶盖未旋紧,储水瓶与送气/送水接口处未连接好,接头部的橡皮圈老化。若为上述原因,需重新连接或旋紧瓶盖,更换新的橡皮圈。如是由其他原因引起的注气不良,则需更换新的注水瓶。

2.注水不好

常见的原因有注水瓶中的水很少,触不到吸水管导致注水不好,应加水;注水瓶中的水如过多,也会导致注水不好,应倒出少许水,使水容量为注水瓶容量的 2/3;注水管路堵塞也可导致注水不好,可用注射器吸满水,接在吸水管上用力将水推出,如水从注水管的另一端顺畅流出,则可接上注水瓶重新测试。排除以上原因导致的故障,应更换新的注水瓶。

二、吸引系统的使用和保养

(一)吸引器的使用

内镜检查通常使用的吸引器装置有两种:一种是负压吸引器与真空吸引器;另一种是中心吸引装置。中心吸引装置的负压比普通吸引器大 1～2 倍,且无震动,操作方便、省力,不易出故障。

1.负压吸引器的使用

现用的负压吸引器(图 4-3)有单瓶和双瓶两种,两种吸引器的使用方法基本相同。首先根据机器的使用说明接好各种管道,将吸引瓶的瓶盖盖紧;接好电源插头,接通电源;打开电源开关,先检查机器工作是否正常:用一手指抵在吸引管末端,踩下脚踏开关,手指会感知负压情况;也可将吸引管末端伸入水中,踩下脚踏开关,观察吸引情况,如负压正常,即可将吸引管末端接至内镜接头部的吸引接口上。内镜检查时,如需吸引,只需踩下脚踏开关,同时按下内镜操作部的吸引按钮即可。

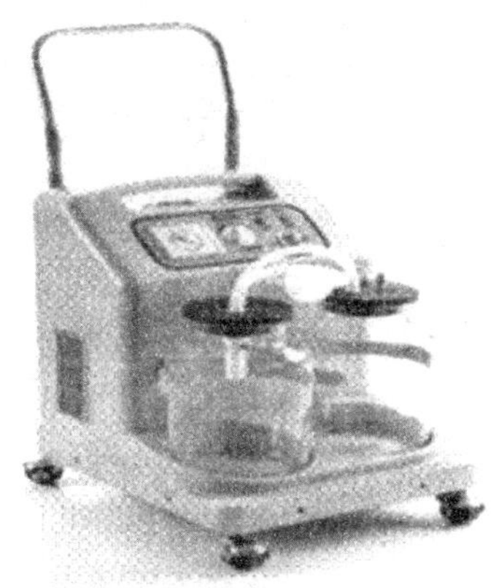

图 4-3　负压吸引器

2.中心吸引装置的使用

中心吸引装置(图 4-4)的吸引接口多固定在墙上,接口上接有一压力表和一吸引开关,另配吸引瓶,瓶盖上有两个接口各接出一段橡皮管或塑料管,一个接口与内镜吸引接口连接,另一个接口与中心吸引装置上的吸引接口连接。使用时将吸引瓶瓶盖盖紧,两个接口接好,轻轻向外拉吸引开关,接通吸引通道,压力表指针摆动指示负压情况,此时连续吸引,不需再踩下开关。将内镜先端置于水中,按下内镜操作部吸引按钮,可观察吸引情况。使用完毕后将吸引按钮按下,压力表指针回到原来的状态。

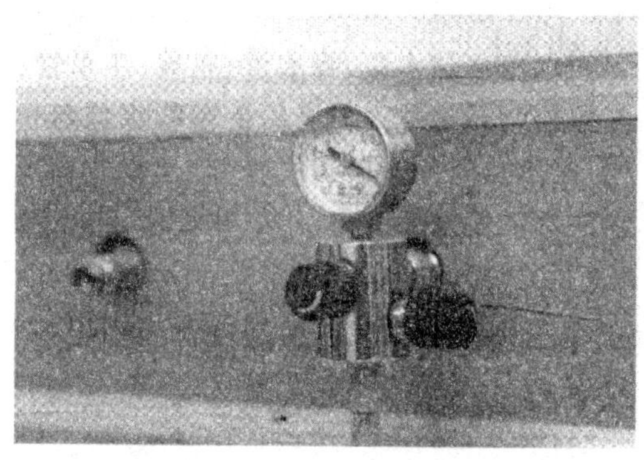

图 4-4　中心吸引装置

(二)吸引器常见故障及处理

内镜检查吸引不畅,主要发生在普通负压吸引器,常见原因如下。

1.排污瓶盖未盖紧

这是最易出现问题的地方,故应首先检查此处。

2.各部连接不当

各种连接管道任何一处连接不妥都会引起吸引不畅,注意检查各管道的连接是否正确,吸引管是否接错。

3.脚踏开关接触不良

有时用力过猛,全力踏上去导致踏板内导线、垫板损坏,需打开踏板焊接导线。

4.吸引管损坏

橡皮老化、有裂口、成锐角打折等都会引起吸引不畅,应更换胶管。

5.排污瓶过满

排污瓶内的污水不及时倒掉,盛满后进入吸引器的电机内,引起线圈短路,吸引器失灵损坏,这种情况常需送至专门的维修部维修。污水盛至2/3容量时应及时倒掉。

(三)吸引器的保养

(1)每天使用完毕后,将吸引管从内镜吸引接口处取下,将吸引管置于清水中抽吸5s,使吸引管中的污水排到排污瓶中。

(2)取下排污瓶,将污水倒掉,用消毒剂浸泡消毒,再用清水洗干净,瓶内置1/3清水后安装到吸引器上。

(3)盖紧瓶盖,试吸引一下,确认机器工作正常,拔下电源插头。

(4)用干棉布蘸取少量75%乙醇溶液擦净机器表面,收好备用。

(5)注意经常检查吸引管,及时更换老化的胶管,避免因胶管老化漏气而致吸引不良。

第三节　高频电发生器的使用和保养

1881年Morton首先在医学领域中应用高频电流,1924年Wyeth发现大功率的高频电流衰减波具有切开组织的能力,1928年Bovie和Cushing开发了高频非衰减波切开电刀,从而奠定了现代高频电刀的基础。目前,高频电在医学领域的应用日趋广泛,在消化内镜治疗中主要是作用于消化道出血的内镜下治疗,息肉及黏膜下层良性肿物的内镜下切除术,消化道早期癌的内镜下切除术,ERCP,EST等领域。

一、高频电的原理

电流通过人体组织可产生三种效应,即热效应、电解效应和法拉第效应。内镜高频电发生器的工作原理是主要利用其热效应的特征发挥作用,使组织产生脱水、切割及电灼。高频电流的产热效应与下列因素有关。

(1)电流所通过组织的电阻。人体各种组织的含水量不同,电阻也不同,干燥组织的电阻较大,而电阻越大,获得的热量也越高。

(2)温度的变化与电流所通过组织的截面积成反比。即增加电流或降低电流所通过导体的截面积,则电流密度增加,温度上升;反之温度下降。

(3)通过组织的电流大小与输出功率成正比。所以增加输出功率,电流也升高,使相同面积组织的温度上升。

(4)在输出功率不变的前提下,通电时间越长,温度上升越高。因此在内镜介入治疗应用高频电时,根据上述原理为减少作用电极对周围组织损伤的范围,尽量采用大功率、短时间、小作用截面积的方式。

二、高频电发生器的基本组成

高频电发生器(图 4-5)包括高频振荡器、功率放大器、反馈和报警信号系统。

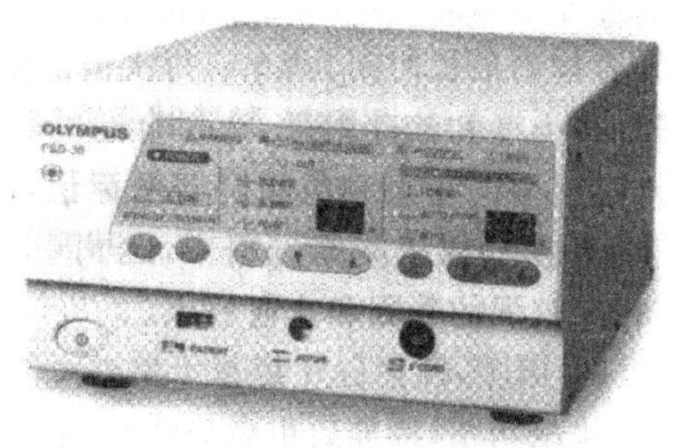

图 4-5　高频电发生器

1.高频振荡器

将家用电转换成高频电,频率选择在 500kHz 左右,并有特定的电凝波、电切波和电凝电切混合波输出。

2.功率放大器

使输入电功率提高,最大功率可达到 300W。

3.反馈和报警信号系统

在临床使用时若遇到电路故障,能自动短路、报警,并使电流回路,保证患者的绝对安全。

三、常用高频电发生器的构造和使用方法

(一)构造

高频电流装置包括高频电发生器、脚踏开关、S-P 导线和回路电极板。

(二)使用方法

1.打开电源

(1)将脚踏开关连于高频电发生器上。

(2)连接电源插座,注意电源必须接有地线。

2.连接导线

(1)将 A 导线一端的插头与高频电发生器的 A 导线插口相连接,另一端的插头与高频电手术器械把手上的插座相连。

(2)将 P 导线与回路电极板相连接。

(3)S 导线与内镜接头部的 S 导线接口相连接。

3.做好操作前的检测

在回路电极板上放一小块肥皂,将高频电手术器械的作用电极伸出,使作用电极接触肥皂,踩下脚踏开关,如作用电极放电,则说明机器可以正常运行。

4.贴好电极板

将电极板贴于患者小腿或臀部等肌肉丰富的部位,注意务必使电极板与皮肤密切接触。

5.正确连接操作中要用的附件

打开电源开关。

6.选择电切模式

根据手术类型和治疗附件，选择合适的电切模式(单切、混合1或者混合2)。单切为几乎不带有止血功能的切开波形；混合1为带有某种程度止血功能的切开波形；混合2与混合1相比，带有更多止血功能的切开波形。注意只有在电切模式和凝固模式都选定后，才能进行输出；进行输出时，不能改变电切模式。

7.设定输出

按下电切和凝固输出控制开关，设定输出值。为防止患者和术者被意外烧伤，一般采用所需的最低输出。如果电切、凝固和输出设定为"OW"时，踏下脚踏开关会听到报警声，并且输出设定指示灯显示"FL"和"FS"。进行输出时，不能改变输出值。所有输出模式的最大输出值为50W。输出最长时间为10s，每次输出间隔时间为30s。

8.选择凝固模式

根据手术类型和治疗附件，选择合适的凝固模式(软凝固、自动停止和强力凝固)：软凝固，用于轻微出血的止血和用圈套器做标记，这种模式下组织不会炭化；自动停止，为了防止组织炭化和侵袭，在软凝固过程中，达到一定的程度时，输出会自动停止；强力凝固，对出血部位有相对较强的凝固和止血效果。

9.电烧灼

(1)操作过程中，匆忙提高输出功率，可导致患者烧伤。

(2)不需要输出时，术者应将脚离开踏板，避免意外输出，导致术者或患者烧伤。

(3)如果没有操作脚踏开关，但是输出指示灯亮或听到输出声时，应立即停止使用，将装置关闭，否则可能导致操作者或患者烧伤。

(4)务必确认在输出时可以在内镜图像中观察到治疗附件的先端部，以避免损伤内镜。

(5)治疗附件的先端部勿靠近金属夹子或其他附件，否则可能会导致金属夹子或其他附近的组织受损。

四、高频电流应用中的危险性

1.烫伤

高频电有漏电情况，会对术者或患者造成烫伤。

2.结肠爆炸

因甘露糖醇在肠道内可被细菌分解成可燃性气体，气体遇到火花可引起爆炸。故行大肠电外科手术时，禁止口服甘露糖醇或山梨糖醇做肠道准备。

3.与起搏器有关的危险性

高频电会引起起搏器起搏频率异常，甚至停搏；一些新型起搏器，有阻断和控制高频电电流的功能。

4.内镜漏电分流

由于内镜镜身有一层不锈钢丝网作支撑物，故高频电极易与镜身之间产生电容，若无漏电分流导线或连接不正确，将对操作者及患者产生危险，行高频电治疗时，应保证目镜处绝缘，以保护操作者的眼睛及周围组织免遭漏电的烫伤。

五、高频电流应用中的注意事项

(1)熟悉仪器的性能，仔细阅读说明书，开始使用前要做必要的通电实验，选择适当的通电强度和时间。

(2)正确、可靠地连接患者肢体电极，通电时患者不要接触其他接地金属。

(3)注意绝缘。术者及助手均应戴乳胶手套，治疗操作中术者、助手与患者的身体应避免相互接触。

(4)防漏电。患者身体的任何部分都应避免与检查床的金属部分接触，否则会产生漏电。

(5)防止损伤正常组织。操作中注意作用电极与病变组织的接触一定要最小，作用电极避免接触到正常组织，用圈套器套住息肉后，注意避免息肉与周围正常组织接触，否则通电时会导致正常组织损伤。

(6)安装有心脏起搏器的患者不宜进行高频电手术。

(7)内镜下行高频电治疗，禁止使用甘露糖醇作为泻剂进行肠道准备，否则会引起结肠爆炸。

六、高频电流的保养

(1)使用后，先用中性洗涤剂擦去设备表面污迹，再用蘸有表面消毒剂的无绒布擦拭设备，勿将装置浸入水中，勿用消毒液浸渍，也不能用蒸汽高温、高压灭菌。

(2)不要清洗接口和交流电输出口。清洗会导致接点变形或腐蚀，而损坏装置。

(3)存放前确认装置和脚踏开关完全干燥，否则可能导致电击。

(4)拔下电源线。

(5)将高频电流装置水平放置于室温下的清洁、干燥、通风的稳定位置。

(6)不要将装置存放在阳光直射、X线、放射性或强磁辐射下的地方(如在微波医疗设备、短波医疗设备、MRI设备、收音机或手机附近)。

(7)确保在存放过程中，不要过分弯曲、拉伸、用力挤压，否则会折断电线。

第四节　激光治疗机的使用和保养

激光(LASER)是由英文light amplification by stimulated emission of radiation的五个首字母缩写而成，原意指受激而发出辐射的光放大。激光技术用于消化道疾病的诊断和治疗始于20世纪70年代，发展迅速，现在临床应用已经非常普及。内镜激光治疗腔内疾病的优点主要是可在直视下进行，对某些疾病避免了常规手术治疗，使手术麻醉简便，减轻患者痛苦，缩短住院时间,降低医疗费用。同时,激光技术还解决了许多传统医学无法解决的诊断、治疗问题。

一、内镜激光治疗的原理

激光为单色光,医学中利用激光照射于组织,产生凝固及光化学作用以达到治疗目的。激光器在外界的能源作用下,使介质原子里面绕核运转的电子从低能位转移为高能位,当它在激光器谐振腔中感受到感应光后再返回到低能状态时释放出放大的光能 激光。激光器产生一定的波长和功率的激光通过光学耦合器,经内镜的活检孔道光导纤维导入腔内,利用激光的热凝固效应和光化学作用达到诊断和治疗的目的,因此组成了内镜激光治疗系统。

内镜用的激光有 CO_2 激光、Ar^+(氩离子)激光、Nd:YAG 激光。这些激光的波长不同,因而颜色也不同。CO_2 激光的波长为 10.6μm,是不可见光;Nd:YAG 激光的波长为 1.06μm,也是不可见光;Ar^+ 激光的波长为 488nm(蓝色)和 514.5nm(绿色),为可见光。三种激光均为高能量的激光,不同功率相当强度的激光照射机体组织表面,使组织原子或分子产生振动,其结果是将光能转化为热能,使组织及细胞温度升高、水分蒸发和组织蛋白凝固,从而达到治疗的目的。

二、内镜激光治疗机的构造

内镜激光治疗机主要由激光发生器、冷却系统和光导纤维组成。

1.激光发生器

激光发生器是激光机的心脏,各种不同的激光其发生器不同。

2.冷却系统

激光发生器在发生激光时,产生大量的热,因而必须有冷却系统使机器散热,常用的冷却系统是水冷系统,每分钟需达到一定的水压(0.147MPa 以上)和水流量(超过 40L/min)才能有效地冷却。

3.光导纤维

内镜用的光导纤维有非接触型和接触型两种。非接触型光导纤维用于止血时,由于不接触组织,故不会发生高频电凝时凝固的组织与探头粘连、脱离接触后又出血的情况;但因光导纤维与病灶之间有血液,激光能量被血液吸收一部分,使到达病变组织的激光能量减少,影响止血效果。接触型光导纤维是用三氧化二铝制成的,由于能直接接触组织,不存在能量损失问题,因而其输出功率减少而治疗效果却提高。光导纤维的顶端因不同的治疗目的而制成各种不同的形式,如用于消化道止血时要求照射局部功率大,因此光导纤维顶端发散角宜小,一般在 4°～10°。

三、激光治疗机的使用方法

可在 X 线或无 X 线下,经内镜放置导丝把狭窄部位扩张后,再将激光导光管从内镜活检孔道伸出,开始对肿瘤狭窄远侧进行照射。根据病变性质选择适当的照射能量,对于外生性隆起,能量为 70～90W,持续 1～2s,对病变以汽化作用为主;对于扁平性隆起,照射能量为 40～60W,持续 0.5s,对病变以凝固坏死为主。

(一)使用前检查

(1)接好电源、水源。

(2)打开仪器开关,电源指示灯亮。

(3)打开水源开关,水流进入激光机冷却系统。

(4)检查 Ar^+ 激光发射情况。打开 Ar^+ 激光开关,用光导纤维对准试验玻片可见玻片有绿色光点,证明 Ar^+ 激光发射正常。

(5)检查 Nd:YAG 激光发射情况。打开 Nd:YAG 激光发射开关,用光导纤维对准试验用木板,木板立即出现炭化点,并有烟雾冒出,证明 Nd:YAG 激光发射正常。

(二)使用后仪器处理

(1)关掉 Nd:YAG 激光开关和氩激光开关。

(2)用乙醇溶液擦拭光导纤维的头端,放置好光导纤维,不能弯曲打折。

(3)机器冷却后关闭外接水源。

四、激光治疗后并发症

(1)对于小肠及十二指肠,功率过大、照射时间过久,易发生穿孔。有些患者术后出现剧烈腹痛,甚至神经性休克。

(2)光动力治疗后副作用:可引起患者剥脱性皮炎、色素沉着、色素减退、水疱和结痂、瘢痕等皮肤损害。

五、使用注意事项

(1)激光机需要高电压电源,注意电路的保养和维修,防止电损伤及着火。

(2)激光束对眼睛的损害为不可逆性,而激光烧灼治疗组织时产生的气雾中有病变颗粒,故术者及助手均应戴面罩及防护眼镜等,另外,房间要足够流通、净化和防潮。

(3)为保护激光仪,外部冷却水源一定要保证水压在 0.147MPa 以上和水流大于 40L/min,才符合机器要求。

(4)激光光导纤维伸入内镜钳道管要小心操作,注意勿使光导纤维折叠;在光导纤维没有伸出内镜钳道管前,千万不要踩下脚踏开关,否则会造成内镜损坏。

(5)使用激光产生的高热会使非接触型光导纤维外面的一层保护套熔化,故应注意用专用钳子清理熔掉的保护膜,否则会影响激光的有效功率。

六、激光治疗仪使用后保养

(1)使用完毕,拔掉电源插头。

(2)设备保持干净无尘。

(3)若设备使用较长的时间,可以将后盖打开,查看里面的电线有没有老化现象,然后用软毛刷,清理电路板上的灰尘。

(4)设备放置在通风、干燥、凉爽的地方保存。

第五节　微波治疗机的使用和保养

微波(microwave)是指波长介于红外线和特高频(UHF)无线电波之间的电磁波,是电磁波中的一个特定频段。内镜微波治疗主要用于止血、胃肠道息肉和消化道肿瘤的治疗;也可用于吻合口狭窄的治疗、胃结石、胆石症治疗等。由于微波治疗是通过组织中离子所带的胶粒在微波运动中产生热量来实现的,故较高频电、激光治疗更为安全,对深层组织无损伤,穿孔和出血等并发症发生率较低。

一、微波治疗的原理

微波波长为0.1～1mm,频率在300MHz～300GHz之间。微波在电磁波中是很宽的波段,可分为四种波,即分米波、厘米波、毫米波及亚毫米波。微波能使介质或物体的阴、阳离子的极性分子发生振动而产生热能,在体内也产生与此相同的热效应,故称为微波热能。常用波段为2450MHz和915MHz。其产生热能均匀,剂量准确,组织吸收微波能量也较均匀,而且在主要导电的组织和介质中(血液、淋巴、代谢产物、激素、肌肉及内脏器官组织等)亦均匀,容易控制。

在临床应用方面,微波能量有两类供临床应用,一类为非热效应,另一类为热效应。内镜应用的是热效应,即组织与微波接触后产热,使靶组织发生凝固、坏死,用于息肉、出血、肿瘤及其造成的狭窄的治疗,还可用于胃石、胆道造瘘及碎石治疗、微波乳头开窗及切开术等。非热效应具有消炎作用,即微波作用于机体时,在不引起升温的情况下发生的生理病理反应,它能引起极性分子重新排列,如乳脂颗粒、红细胞等成串状排列,虽然人体感觉不到发热,但微波效应是存在的,此种效应的应用必须慎重。

二、微波治疗机的构造

微波治疗机的发生器是通过磁控管发生微波,微波再经过传输线及辐射器输出。微波发生器因各种要求不同而不同,内镜用的微波仪其波长为12cm,频率为2450MHz,输出功率为0～200W。内镜型号不同,可配粗细不同、长短不同的导线。尖端辐射器是由特种金属制成,不易熔化、不易变形、不易黏附组织,根据治疗目的的不同可做成多种形状,如针状、杆状、半球状、铲状等,但其长度不得超过0.5cm。通常的内镜微波仪结构如下。

1.微波发生器主机

在微波发生器主机前面板上有电源开关、秒表、微波加热计时器、功率显示计、导线接口及脚踏开关接口等。

2.脚踏开关

内镜微波仪均有。

3.同轴天线

又称传输天线,为一特殊金属导线,外用隔热塑料包裹,根据内镜型号不同,配置的天线长短粗细不一。

三、微波治疗机的使用

1.内镜准备

胃镜常规准备。

2.接好天线、脚踏开关

插上电源插头，打开仪器开关，检测仪器性能，进行预热。

3.息肉治疗

常规插入内镜，调节镜头至适当位置。从活检孔插入同轴电缆，使探头接触息肉表面或蒂根部2～5mm处，或用针式探头刺入息肉。选择输出功率40～50W，脉冲时间3～20s。启动微波辐射后，可见胃肠蠕动明显减弱，组织表面呈红色凝固斑或棕黑色，一般行2～4次辐射，息肉可凝固，汽化，消失，有蒂者可脱落，较大息肉变形、萎缩。对于较大息肉，或多个息肉.应多次治疗。息肉凝固后可能与同轴电缆粘连，故应启动电解分离装置，使电缆脱离，以免造成撕裂出血。术中注意吸引，清除烟雾。手术后回收脱落息肉。

4.止血治疗

开始基本同息肉治疗，使电缆探头接触或插入出血病灶黏膜内1～2mm，选择类似的输出功率和时间进行辐射，使组织表面出现白色凝固斑或棕黑色，见出血停止，可退镜结束治疗。应注意避免电缆探头与黏膜粘连时强行拉出可引起新的出血。

5.肿瘤或管腔狭窄治疗

方法同息肉治疗。

四、微波治疗的并发症

(1)胸骨后疼痛。

(2)导线辐射头与组织接触时可能粘连、撕脱组织，易造成出血。

(3)微波治疗过程中产生的电火花可导致肠中易燃气体爆炸。

五、微波使用中的注意事项

(1)仪器使用应配有稳压电源或稳压器，以保证微波能量稳定。

(2)接好天线和脚踏开关，根据治疗目的不同选择不同的天线。

(3)开机后必须等待预热，勿过早启动，以减少不必要的仪器损耗。

(4)天线与仪器接头要接好，否则能量无法输出。

(5)脚踏启动传输微波试验即治疗前热能检查时，宜用纱布包住探头，以免空载而损耗仪器。

(6)正确选择天线探头进行治疗，天线进入内镜钳道管后，必须使探头伸出镜子前端1.5cm以上，以免探头过热烧伤内镜。

(7)启动加热时间应尽量缩短，一般为5～10s，但每次启动时间过短、频繁开断易损耗磁控管。

六、微波治疗机用后保养

(1)关闭仪器开关,拔下电源接头。

(2)天线取出后用干净纱布蘸清水擦净探头上的黏液和炭化组织。

(3)用清水冲洗天线,洗净后用75%乙醇溶液擦净,收好待用。注意清洗时不能弄湿天线的插头部分,以免插头进水,再次使用时造成仪器短路。

(4)整理时注意不要将天线过度盘曲,天线放置在清洁、通风、凉爽的地方保存,切勿受潮。注意避免日光直接照射。

(5)若仪器发生故障,应及时与厂家联系,进行专业维修。

第六节　氩气治疗机的使用和保养

氩气是一种惰性气体,为保护性气体,对机体无毒无害。利用氩气治疗机开展的氩离子束凝固术(argon beam coagulation,ABC)又称氩离子血浆凝固术(argonplasmacoagulation,APC),为一种非接触性电凝固技术,借助一根近1m长的柔软的内镜器械,沿着口腔生理腔道,放置到病灶处,用电离的氩气将高频电流输送到靶组织,利用热效应致使肿瘤组织失活、干燥和坏死,从而达到解决胃肠疾病的目的。在消化内镜的临床治疗中主要用于治疗消化道出血、早期癌肿、良恶性狭窄、息肉、血管畸形、Barrett食管、糜烂出血性胃炎等。操作中烟雾较少,视野良好,凝固深度一般为0.5～3.0mm,不易发生穿孔,还可大面积迅速止血,费用低,术后一两天即可出院。

一、氩气治疗机的工作原理

氩气治疗机(图4-6)的工作原理是利用特殊装置将氩气离子化,将能量传递至组织产生凝固作用。在一根远端内装有钨丝电极的可通过内镜钳道的可曲式纤维teflon管中,氩气通过离子化传导由钨丝电极产生高频电能,继而能量被传导至组织而产生凝固效应。由于氩气流是散发的,因而可产生轴向及侧向的电流传导。当氩气刀的高频电压输出电极输出切割电流时,氩气从电极根部的喷孔喷出,在电极四周形成氩气隔离层,将电极四周的氧气与电极隔离开来,从而减少了工作时和四周氧气的接触以及氧化反应,降低了产热程度,所以在电切割时冒烟少。

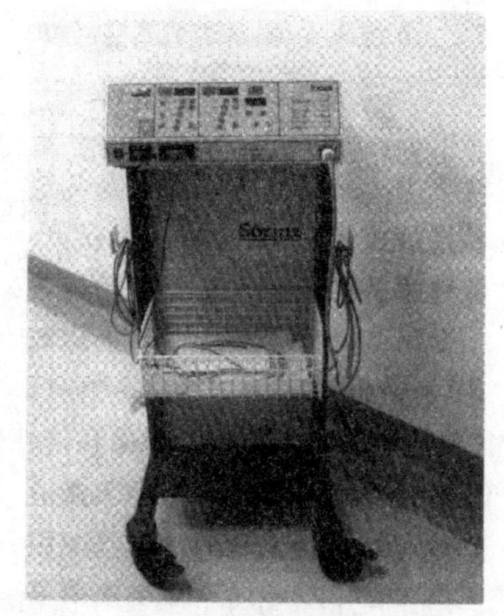

图4-6　氩气治疗机

二、氩气治疗机的基本装置

氩气治疗机的基本装置包括高频电能发生器、氩气源、探头。

三、氩气治疗机的使用方法

（1）接好电源，打开氩气瓶阀门、电刀和氩气刀主机电源开关。一般氩气流量在1～4L/min，电场强度近5000V/mm峰值。胃肠病治疗剂量为氩气流量2.4L/min，功率设定为40～80W，常用电凝指数为A60（专为氩离子血浆凝固术配设）。

（2）导管连接ERBE ICC-200型高频电凝器。导管直径为2.3mm，长度分别为2.2m和3.2m，适合胃肠内镜使用。

（3）体外检测：将浸湿的肥皂放置于电极板上，脚踏开关踏蓝色标记的电凝板，每次1～3s，导管前端产生短暂的蓝红色火花，同时出现少量无味烟雾。

（4）在内镜直视下，先进镜观察病灶，经内镜钳道插入氩离子凝固器导管，当在内镜下看到氩气软管上的第一个色环标记以后即可启动氩气电凝，氩气软管和组织之间不需接触，保持在0.5cm左右的距离最佳。以每次1～3s的时间施以氩离子束凝固治疗。

（5）操作过程中应抽吸腔内烟雾，以免影响手术视野和治疗。

（6）操作结束后，先关机器，拔下电源插座，关上氩气瓶阀门，再将连接的配件取下送去清洗消毒。注意导管接触电极端勿沾水，以免再次使用时发生短路。

四、应用氩离子血浆凝固术的并发症

1.穿孔

穿孔为主要并发症。应注意调节好功率和氩气流量，特别应用于食管、结肠疾病治疗时应限定功率和时间，以降低穿孔发生率。

2.胃肠胀气

胃肠胀气较为常见，是由于内镜注气过多及氩离子血浆凝固术产生气体所致，此并发症1～2天后自行消失。

3.局部肉芽肿性炎性息肉形成

较为少见。

4.黏膜下气肿

该并发症不需要特殊处理，3～5天多能自行吸收。

5.溃疡出血

较严重的并发症，积极行对症处理。

6.腹痛

多为轻中度，1～2天可缓解，适当使用黏膜保护剂或抑酸剂。

7.其他

治疗食管疾病时可发生吞咽疼痛、咽下困难、食管狭窄、食管出血、胸骨后疼痛及发热等；应用导泻剂不当可引起肠腔内气体爆炸。

五、氩气治疗机使用时的注意事项

（1）氩气刀电极要指向活组织进行烧灼，不要烧灼已凝结的坏死组织。

（2）使用功率不要过大，吸入氧浓度不能大于40%。

(3)氩气刀电极要始终控制在视野之内,在未看清楚解剖结构时,不能进行烧灼。

(4)对病灶应采用时间短促并多次重复的烧灼方法,禁忌对病灶进行长时间烧灼。

六、氩气治疗机的保养

(1)正确妥善地安装设备,避免意外损坏设备。

(2)将设备牢靠地固定在底座上,避免受潮和污染,避免与易燃易爆物质接触。

(3)为了确保机器工作时产生的热量全部散发掉,室内一定要保持良好通风。

第七节　液电碎石器的使用和保养

液电碎石(electrohydraulic lithotripsy,EHL)最早是苏联用于工业碎石的方法。随着科技的不断发展,于 20 世纪 80 年代中期,由 Soehendra 采用子母镜系统,经鼻胆引流管持续推注生理盐水的液体环境中在子镜直视下进行胆管内碎石,使 EHL 更为安全。目前,世界上用仪器进行非开放性手术治疗人体结石的方法有两类,即体外冲击波碎石治疗和腔内碎石治疗。就其所应用的碎石技术而言碎石法又可分为体外冲击波碎石法、液电碎石法、激光碎石法和气压碎石法。体外冲击波碎石法即是使用体外冲击波在体内聚焦粉碎人体结石。这类仪器依据震波源的不同一般分为三种,即液电式、电磁式、压电式。液电式碎石器应用较早,于 1980 年 2 月 2 日在德国慕尼黑首次应用于临床。

一、液电碎石器的工作原理

液电碎石的原理是将储能电容器中的电能通过同轴电极在液体介质中的瞬间放电,释放出 1000～2000V 高压电火花,同时产生冲击波,冲击波的发生是通过高压电、大电流、瞬间直流放电来实现。瞬间直流放电时放电通道急剧膨胀,在水介质中形成压力脉冲,再利用反射体将冲击波聚焦,可使焦点处的能量增大 200～300 倍,通过冲击波击碎结石。液电碎石器利用发射杯半椭圆形结构,在水下安装一对正、负电极(处于第一焦点处),电极尖端通过瞬间的高压放电产生冲击波,毫微秒级的脉冲放电产生液电效应,冲击波经半椭圆球反射聚焦后,由水传播进入人体,冲击波的能量作用于第二焦点,在 X 线或超声定位系统的协作下,将结石部位定位于第二焦点上,及时在冲击波的拉应力和压应力的多次联合作用下被粉碎,从而达到碎石的效果。这种类型的碎石器的优点是能量大,碎石效果较好,不足之处是噪声大,患者碎石期间有一定的疼痛感。

二、液电碎石器的构造

常用的器械装置包括液电碎石主机、作用电极和脚踏开关。

三、液电碎石器的使用方法

(1)使用前认真细读使用说明及掌握使用方法。

(2)首先检查机器外观有无损坏,各连接线有无破损,作用电极有无损坏。

(3)将电源插头插入电源插座中,并连接好地线。

(4)将作用电极连接到碎石器上。

(5)准备一个内盛半杯水的玻璃杯,打开机器开关,选择最小功率的输出挡,将电极头端放入玻璃杯中,踩下碎石器脚踏开关,如听到"啪啪"的放电声,证明机器工作正常,如听不到此声,应仔细查找原因,若碎石器电源指示灯点亮,说明电路没有问题,故障原因可能是作用电极不工作,应更换新电极;如仍不工作,可能为机器故障,应与专门的维修店联系。

(6)将脚踏开关置于手术者脚旁。

(7)将电极递给术者,根据结石的大小,选用合适的频率及强度。

(8)术者将电极送入内镜视野中对准结石进行碎石。注意不能将电极置于黏膜组织之间,防止组织损伤及造成穿孔。

(9)碎石过程中应保障灌注液的供应,及时吸走碎石后的结石碎片,保持术者视野清晰。

(10)注意绝缘,电极不能接触金属物品,患者和医护人员的身体也不要接触金属物品。

四、液电碎石的并发症

(1)胆道感染:最常见的并发症,主要是由于碎石后引起胆管梗阻、引流不畅所致。

(2)胆道出血及穿孔:较严重的并发症,患者肝脏功能差,凝血功能异常,液电碎石器的输出功率选择不当均可引起出血及穿孔,重者需外科手术。

(3)经口胆道镜、ERCP及胆管结石治疗的相关并发症。

(4)腹泻、呕吐:在取石过程中注入生理盐水过多可致患者腹泻;注入生理盐水速度过快可致患者呕吐。

五、液电碎石器使用时的注意事项

(1)检查器械和配件有无损坏及其清洁情况和完整性。

(2)检查密封帽是否良好,否则及时更换。

(3)检查已安装好的器械是否能够容易和顺利地操作。

(4)每次使用前检查抽吸和灌注情况是否良好。

(5)在将超声碎石杆插入器械之前检查其抽吸性能是否完好。

六、液电碎石器的保养

(1)注意保持水箱的清洁,经常更换软化水。通常每周更换一次。若发现水仍有污垢难以消除,可每天下班前排除水箱的水,第二天上班再注入新的水,天天如此可减少污垢的产生。

(2)每月检查一次X线和B超的定位精确度,若发现X线定位偏差2mm,B超定位偏差3mm,需重新校正。

(3)清洁水囊表面,发现有损伤隐患应及时更换,以免破损漏水,造成机器故障。

(4)定期给机器运行部分上油,能延长设备的使用寿命。

(5)定期检测接地线,保证良好状态,以确保人身安全。

第五章 消化内镜治疗附件的介绍及使用方法

随着内镜技术的不断发展，内镜不仅运用于疾病的诊断，而且越来越多地运用于疾病的治疗。内镜下治疗必须使用其他的附件。作为内镜护士，应熟练掌握各种附件的结构和使用方法，以便更好地配合术者完成各种内镜检查及治疗。

第一节 内镜常规检查附件的介绍及使用方法

内镜常规检查中常使用的附件有活检钳、细胞刷、喷洒导管、异物钳等，下面就附件的结构及类型、使用方法和操作护理配合做简单介绍。

一、活检钳

在内镜检查中活检钳用于获取消化道黏膜组织，为诊断提供病理学依据，是内镜诊断和治疗中重要和最常用的附件之一。活检钳要求钳瓣开启灵活，锋利耐用，可通过高温高压进行灭菌消毒，可从不同的位置获取活组织标本。活检钳外套不锈钢要求头部弹性好，插入部应软硬适中。

（一）活检钳的结构

活检钳（图 5-1）由先端部、钳身及操作手柄组成。

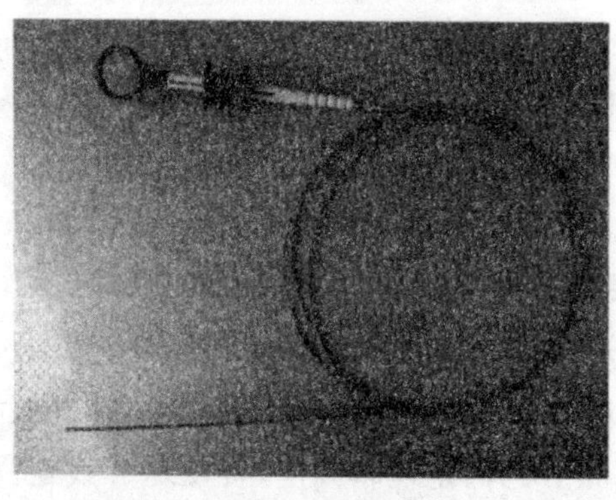

图 5-1 活检钳

1.先端部

活检钳先端钳瓣的形状是各种活检钳发挥其各自功能的关键。活检钳的钳瓣由不锈钢材料制成，其瓣刃锋利。一次性活检钳的瓣刃锋利，但是耐磨程度差；重复性使用的活检钳刃口经过特殊表面处理，可经久耐用。

2.钳身

活检钳的钳身是由不锈钢螺纹管组成，内部装有牵引钳瓣口开合的钢丝。由于螺纹管的特殊结构,使得组织黏液、血液等物质很容易进入其内,清洗不彻底会造成活检钳操作不便,开合不顺畅甚至无法打开。

3.操作手柄

操作手柄上的圈用于套住大拇指,宽圆槽用于食指和中指的放置,在这三个手指的操作下,力量经过牵引钢丝传递到钳瓣处进行开合。

(二)活检钳的类型

目前活检钳有几十种类型。不同类型的活检钳适用于不同的消化道和不同的病变,如对食管、肠道等管腔采用鳄口型或可旋转有窗标准型较为方便;可旋转有窗带针型活检钳在钳取标本时不会滑动、准确、方便。

(三)活检钳的使用方法

使用前应确认活检钳已经灭菌处理过,并且在灭菌有效期内使用。在插入内镜钳道管前,必须检测钳瓣的开合。具体方法是首先将活检钳钳身盘曲成一个大圈(圈的直径大于 20cm),然后进行多次的开合动作,观察钳瓣开合是否顺畅。如果出现 1～2 次不顺畅的现象,则该活检钳最好不要使用。其次,需要检测活检钳的闭合度。拿一张薄纸,用活检钳夹住,以薄纸不掉落为合格。最后,需要观察钳瓣的两个杯口是否完全对齐,如果出现错位的现象,则立即停止使用,否则会划伤钳道管。

(四)操作中的配合

(1)打开活检钳外包装,戴一次性手套,右手将活检钳取出,左手握手柄,来回开关检查活检钳性能。将活检钳钳身交于左手,右手垫清洁纱布轻轻捏住活检钳前段 5cm 处,备用。

(2)待检查术者调整好内镜,充分暴露活检部位后(必要时用灭菌水冲洗病变表面),将活检钳前端递于检查者,配合术者顺势将钳身送入内镜活检孔道(在向内镜下送活检钳的过程中应保持活检钳前段与活检孔道方向一致,并保持钳身与活检孔道形成弧度,避免钳身弯曲、打折,影响性能及损伤内镜孔道),用力均匀、勿过猛,活检钳通过钳道管开口阀时手指尽量靠近插入口,避免一次插入距离过大,否则易使外套钢丝折曲,助手动作要迅速,手法要轻巧、适当。

(3)当活检钳通过内镜的弯曲部时,更需特别注意顺滑条件,如在最弯曲偏角状态通过活检钳有阻滞感时,应松开角度钮,使内镜弯曲部取直,待活检钳通过,再调节弯曲角度钮,恢复原来弯曲角寻找目标。

(4)若在有阻滞条件下用强力通过弯曲部极易损伤钳道管的塑料套管,造成内镜漏水并使内镜的光导纤维受损折断。

(5)当活检钳前段出现在内镜视野下时,停止往里进活检钳,配合术者将活检钳处于病变上方时,张开活检钳,对准病变,闭合钳子,快速往外拽取组织,取出组织后夹在标本夹的滤纸上。

(6)抽出活检钳时,因活检钳套管很长,不易操作,为便于操作可将套管盘一大圈。抽出时用力过猛会因把握不住致活检钳瓣脱手掉地,损坏钳瓣,污染钳子。

(7)观察病变处有无渗血,出血明显时用 8%的肾上腺素生理盐水喷洒止血。

(8)将标本放入灌有福尔马林固定液的标本瓶内，贴上标签(标签上应写清患者姓名、病理号等，若有多个部位活检时，标清活检部位)。快速尿素酶试验者将标本放在试纸的正确部位，等待 3min 观察结果。

(五)注意事项

(1)使用前检查活检钳性能，张开、闭合是否自如，活检钳瓣是否灵活，有无缺损。

(2)使用过程中不可用力过猛，通过钳道管开口阀时，手指应尽量靠近插入口.避免一次插入距离过大，否则易导致外套钢丝折曲。

(3)活检钳是最易损坏的附件之一，无论是在操作过程中或平时存放中均应十分小心。

(4)故障处理：活检钳内芯折断在活检中发生钳瓣合不拢、钳子不能拔出时，可将钳道管的中部在食指上缠绕数圈，使先端部闭合。如果还不能闭拢活检钳，则应将钳子与内镜一起退出，待内镜退出体外后再处理钳子。

(5)为顺利插入活检钳，延长处置阀的寿命，消毒后可在活检钳先端或螺旋管上涂少许硅油，然后再灭菌，以减少摩擦。

二、细胞刷

细胞刷主要用于内镜下刷取细胞样本，刷取组织表面细胞做涂片，进行细胞学检查，所取得的标本范围较活检钳广，可对病变部位做反复多次的刷取，尤其适用于良、恶性病变不能确定者，以帮助鉴别。在消化内镜治疗中运用很普遍，细胞刷也是提取样本最常用的器械。

(一)细胞刷的结构

细胞刷(图 5-2)刷头部制成光滑的圆球，不会损伤人体组织和内镜钳道内壁。刷毛展成大角度，取样充分，阳性检出率高。刷毛软硬适中，轻松刷取细胞组织。头端部由尼龙毛刷制成，有一定的硬度，用来刷取细胞。采用塑料外管保护套，确保刷取样本不脱落或遗留在钳道内壁。

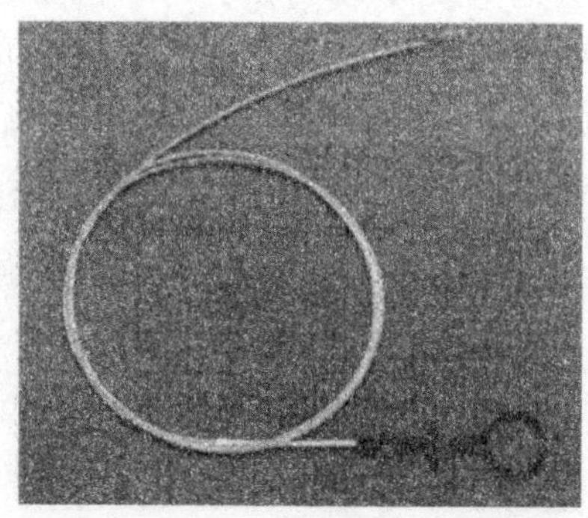

图 5-2　细胞刷

(二)细胞刷的类型

细胞刷按刷头类型目前主要有 U 形刷头和直形刷头两大种。U 形刷头主要用于内镜下刷取消化道细胞组织用，刷毛软硬适中，轻松刷取细胞组织。直形刷头主要用于内镜下刷取消化道细胞组织用，一体化刷头，无脱落可能，外管光滑顺直不易折曲。

（三）细胞刷的使用方法

刷取样本时，细胞刷进入腔道刷取黏膜组织，直接接触病变部位，对准病变部位用细胞刷做上下摩擦，使刷子的各部位均能刷到细胞，然后将刷头退至内镜活检孔前端露出少许连同内镜一起退出体外。将细胞刷在备好的清洁玻片上反复涂抹，使细胞均匀涂在玻片上，放入95％乙醇溶液的玻璃瓶内固定，及时送检。通常采用灭菌包装，一次性使用。临床上一次性使用细胞刷已经被术者及患者普遍接受并成为趋势。

（四）细胞刷的操作护理配合

（1）助手首先检查细胞刷毛刷情况和外套管柔顺度。

（2）插入细胞刷：当需刷取细胞时，助手将细胞刷的头端递给术者，术者将细胞刷插入钳道管中，插入时的注意事项与活检钳的插入注意事项相同。

（3）旋转细胞刷：当细胞刷送出内镜前端时，术者对准病变部位用细胞刷做上下摩擦，助手此时应旋转细胞刷外套管，使细胞刷的头端转动，以使刷子的各部位均能刷到细胞。

（4）带刷退镜：刷取细胞完毕后，将刷头退至内镜活检孔前端露出少许连同内镜一起退出体外。若使用带塑料外套管的细胞刷，则可将细胞刷先收回外套管中，再从钳道管中抽出，可反复多次，以及在不同部位刷取细胞。

（5）刷片：将细胞刷在备好的清洁玻片上反复涂抹，使细胞均匀涂在玻片上，放入95％乙醇溶液的玻璃瓶内固定，送检。

（五）注意事项

（1）细胞刷在反复使用过程中如果消毒不彻底，则存在交叉感染的隐患，增加患者感染乙肝、艾滋病等传染性疾病的机会。

（2）当细胞刷通过内镜的弯曲部时，需特别注意顺滑条件，如在最弯曲偏角状态通过细胞刷有阻滞感时，应松开角度钮，使内镜弯曲部取直，待细胞刷通过，再调节弯曲角度钮，恢复原来弯曲角寻找目标。

（3）带刷退镜刷取细胞完毕后，不能将细胞刷立即从钳道管中抽出，这样会污染钳道管和使细胞丢失。

三、喷洒导管

喷洒导管是内镜诊断和治疗中常用的附件，主要运用于内镜诊断和治疗时的局部冲洗，出血黏膜表面喷洒止血药物、黏膜表面的染色等。

（一）喷洒导管的结构

喷洒导管（图5-3）结构简单，包括管接头、管体和喷洒头。沿喷洒头壁面设有若干喷孔，以便可以向更大的范围进行药物喷洒，从而大大提高了喷洒效果，扩大了视野，使黏膜表面清晰，方便了术者对病灶的诊断和治疗。

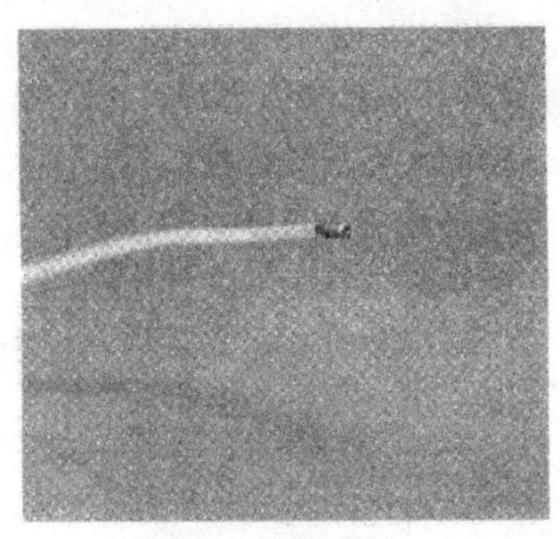

图 5-3　喷洒导管

(二)喷洒导管的类型

在内镜诊断和治疗中,根据喷洒导管使用的目的,有的用于灌洗,有的用于冲洗胆汁,有的用于喷射止血药物或染色剂等。

(三)喷洒导管的使用方法

术者对患者进行胃镜检查时,为了扩大视野,保持黏膜表面清晰可见,依次将管接头、管体和喷洒头连接,喷洒导管插入胃镜活检孔道,在喷洒导管末端插入注射器,通过前端可将药物打出。如果需要对病灶及附近区域进行染色时,需将染色药物经注射器对病灶及附近区域进行喷洒,以达到诊断和治疗的目的。

(四)喷洒导管的操作护理配合

(1)取一支经过灭菌消毒的喷洒导管,检查是否在有效期内。

(2)检查喷洒导管是否完好,用生理盐水冲洗导管,检查是否通畅,若注水阻力大应更换导管。

(3)术者将喷洒导管对准部位时,助手将备好的药物或染料从导管腔内缓慢注入,注射完毕后,注入少许空气将管腔内残留药物冲洗干净,然后拔管。

(五)注意事项

(1)使用前检查喷洒导管是否在有效期内,遵循无菌技术原则。

(2)操作时.助手将喷洒导管递给术者由内镜钳道管插入,助手注意保持导管不要打折。

四、异物钳

消化道异物大多是误吞所致,也有故意吞服或被迫吞服。对于尖锐、体积过大不易排出的异物或有腐蚀性及有毒异物需要及时取出。内镜下取异物方便快捷,经济有效,创伤小。根据异物的形状、性质选择合适的异物钳有利于异物的成功取出。

(一)异物钳的结构

异物钳(图 5-4)由钳头、外管、拉索、手柄等组成,可与内镜联合使用,适用于通过软性内镜钳道钳取人体消化道内活体组织和清除异物。头部设计有多种形状,适合各种异物的抓取,使用方便,能将组织分切咬取,使取样更加轻松,从而避免组织撕裂,活检的准确率更高。异物钳先端部灵活,以便适应任何曲折腔道。

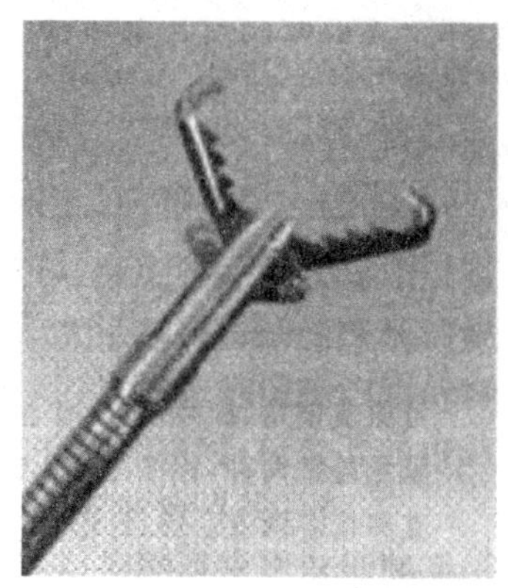

图 5-4　异物钳

(二)异物钳的类型

根据钳取异物的特性,异物钳的头部可设计成多种形状,以便于异物的取出。

(三)异物钳的使用方法

取异物前充分了解患者的病情,根据异物的性状选择合适的异物钳。异物钳通过内镜的钳道,直接指向异物,根据异物的性状,操作中适时地调整钳端的方向,找准位置钳取异物,夹紧异物钳连同内镜一起退出。退镜时以防异物脱落,针对尖锐利器,避免划伤消化道黏膜。

(四)异物钳的操作护理配合

(1)术前拍摄 X 线片或行钡餐检查了解异物的种类、大小、形状、部位、有无穿孔等。

(2)术前适当使用镇静剂及阿托品或 654-2 肌内或静脉注射,以减少术中胃液分泌和胃肠蠕动,易于钳取。

(3)插镜至异物上方,暴露清楚后,再插入异物钳。

(4)先将异物由嵌顿处轻轻拔出,若异物是一长条形的物体,应夹在异物的顶端,以避免损伤消化道黏膜。使异物的长轴与管腔平行,顺管腔方向放在管腔内,然后取其一端头部,顺管腔方向缓缓拔出。此时助手应左手持镜,右手持异物钳,随管腔收缩、舒张、缓慢退出。咽喉部是较难出的关口,因咽喉部对刺激敏感,患者恶心剧烈,食管入口关闭,此时容易使异物脱落。因胃蠕动快,异物相对体积大,重量也大,术者及助手需有耐心,有时需反复进行方能成功。

(5)夹住异物后,夹紧异物钳连同内镜一起退出。退至患者咽喉部时,使其头稍后仰。尽量使咽喉部与食管成一直线,避免损伤咽喉部黏膜并防止异物脱落。若异物为球形物体,可用网篮夹取。

(6)术中如有黏膜损伤、出血者,钳取异物后,重新插入内镜,用去甲肾上腺素 4mg 加生理盐水 50mL 喷洒在出血的黏膜表面进行局部止血。

(五)注意事项

(1)检查异物钳是否在有效期内,性能是否完好。

(2)根据异物的性状选择合适的异物钳。

(3)食管收缩时禁止退镜。

(4)术中应当小心,防止锐利器物刺破内镜以及划伤消化道黏膜。

(5)夹取异物时如夹到黏膜,应松开异物钳重新夹取。

第二节　内镜下止血相关治疗附件的介绍及使用方法

内镜下的止血手段很多,如注射止血、使用止血夹、套扎术、喷洒药物、热探头、电凝、氩离子、激光等。内镜下止血的效果与娴熟的内镜治疗技术有关,同时选择正确的止血方式和准确的相关止血附件也很重要。根据内镜止血方式不同,止血配件亦不同。

一、内镜注射针

门静脉高压症的最严重并发症是食管静脉曲张破裂出血,患者死亡率很高。1939 年瑞典术者 Crafoord 和 FrenekLier 首次开展并证实内镜下硬化剂注射治疗疗效确切,20 世纪 70 年代逐渐受到重视,20 吐纪 80 年代临床研究逐渐增多,疗效逐步得到肯定。

(一)内镜注射针的构造

内镜注射针(图 5-5)由手柄、导管、锁定装置、注射口、拉杆及针头组成。手柄、导管、锁定装置、拉杆由特氟龙材料制成,针由不锈钢制成。内镜注射针常用于消化道黏膜下注射治疗及上、下消化道止血注射治疗,在临床中应用也较为广泛,逐渐发展为更成熟的消化道止血治疗技术。

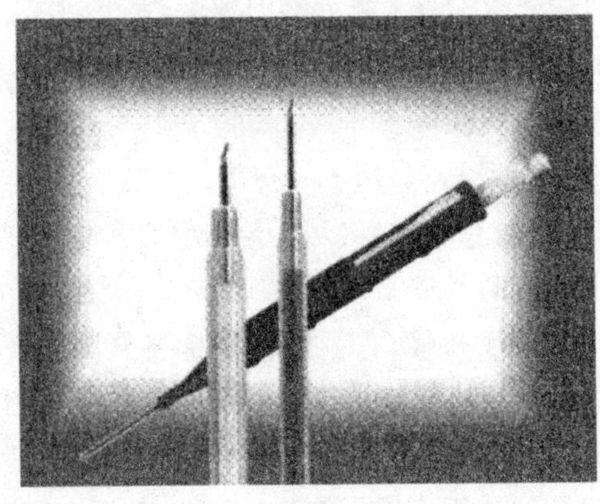

图 5-5　内镜注射针

(二)内镜注射针的类型

(1)钢丝外套注射针。

(2)塑料外套注射针(一般为一次性使用)。

(三)内镜注射针的使用方法

1.静脉内注射

在出血附近的静脉内注射,若未找到活动性出血处,可在齿状线上方 2cm 左右的曲张静脉内注射。每点以注射硬化剂 3～10mL 为宜,亦可根据静脉曲张程度酌情增减,总量不超过 40mL。每次 1～4 点,注射完后内镜观察,确保无活动性出血时退镜。

2.静脉旁注射

在曲张静脉周围黏膜下每点注射剂量为0.5～1mL,使静脉周围黏膜形成隆起,压迫静脉达到辅助止血的目的。

(四)内镜注射针的操作护理配合

(1)选择灭菌后合适的注射针,针头一定要锋利、光滑,检查内芯管伸收是否顺畅,调整出针长度。

(2)事先配好药物备用,注射针的针头收回外套管内,然后将注射针递给术者经钳道口送入。当术者对准要注射的部位后,根据术者指令伸出针头,推注药物,完成一点注射后针头退回外套管内,需多点注射时如上重复进行。注射部位黏膜水肿、发白、出血停止即可终止注射。

二、静脉硬化注射针

(一)静脉硬化注射针的类型及构造

静脉硬化注射针(图5-6)由注射针、外套管和把手构成。治疗食管静脉曲张时可选用从套管突起4～5mm的注射针,而胃底静脉较深、较粗大,故应选用针头5～7mm的注射针。

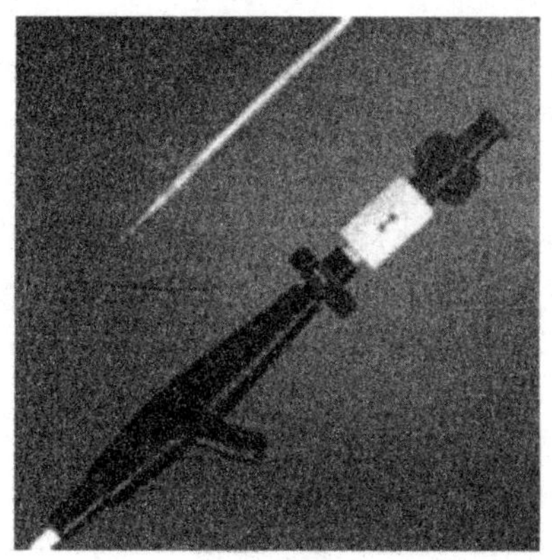

图5-6　静脉硬化注射针

(二)静脉硬化注射针的使用方法

(1)注射针无菌包装,保证在有效期内,一次性使用。

(2)检查注射针是否完好,注射针伸出和收回是否顺畅。

(3)用一支20mL无菌注射器抽取生理盐水,接到注射针接头上,推注盐水检查注射针是否通畅。

(4)检查注射针尖端是否光滑、锋利,避免针尖钝或者带钩。

(5)用5mL注射器吸取硬化剂备用。

(6)备好三腔二囊管,去甲肾上腺素、凝血酶、巴曲酶、孟氏液等止血药物。

(三)静脉硬化注射针的操作护理配合

(1)协助患者取左侧卧位,安置在治疗床上,建立静脉通道、心电监护、吸氧等,先行胃镜检查。

(2)内镜下见食管或胃底静脉曲张,并发现曲张静脉有活动性出血,需行硬化剂注射治疗时,助手将备好的注射针递给术者,注意针头必须收回套管内方可插入,待注射针套管前端伸出内镜前端后,接上吸有硬化剂的注射器,推少许硬化剂,直到在内镜视野中看到硬化剂流出,让静脉硬化注射针的管腔内充满硬化剂。

(3)对准注射部位后,根据术者指令出针,针头穿入血管或进入黏膜下。

(4)根据术者指令推注硬化剂,剂量以术者的口头医嘱为准。通常静脉内注射每点 2～3mL。静脉周围注射每点 0.5mL,总量 20～30mL 即可。

(5)注射完毕,针头退回套管内,再缓慢推注少许硬化剂。

(6)根据需要按以上方法继续注射其他静脉,直至全部完成硬化剂注射。

(7)注射部位若有少量出血,可用去甲肾上腺素生理盐水、凝血酶或其他止血药物局部冲洗;助手应动作迅速,配合术者完成注射。

(四)注意事项

(1)选择针头要光滑、锋利,不能变钝、弯曲、分叉等,否则容易引起出血。

(2)注射完毕,退回针头时,再缓慢推注少许硬化剂,防止针头被血凝块堵塞。

(3)如退针后发生大出血,应在注射针口再补充注射。

(4)若内镜下无法止血,应用三腔二囊管压迫送外科治疗。

三、止血夹

与其他止血方法相比,内镜止血夹的机械止血只引起伤口周围黏膜轻微的损伤,而且可直接夹闭肉眼可见的出血性血管和创面,既有利于出血病灶的愈合,对邻近组织也无损害,尤其适用于小动脉破裂止血。护士的操作配合也很重要,主要是正确安装和准确放置止血夹。

(一)止血夹的类型及构造

全套止血夹器械(图 5-7)包括止血夹放置器和止血夹。止血夹放置器由带金属管鞘把手、塑料套管、夹子钩组成。夹子钩前端有一小钩,尾端与一钢丝相连穿过金属管鞘,与把手相接。现 Olympus 研制出一种新的止血夹放置器,省略了塑料套管,把手的旋转转盘能更灵活地调整夹子的方向,使止血夹的使用变得简便、省力。止血夹是由弹性不锈钢制成,夹子的两臂张口距离 10～15mm,臂长 6mm,宽 1.2mm。

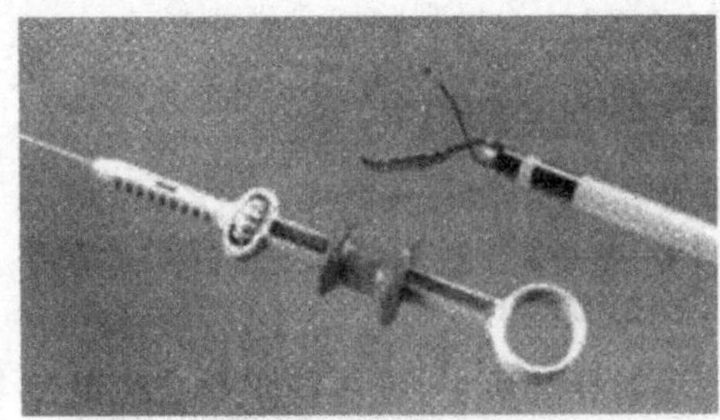

图 5-7　止血夹器械

(二)止血夹的使用方法

(1)将金属管鞘伸出塑料套管的前端,按压往前推动棘爪释放键使夹子钩伸出。

(2)将止血夹尾部的小孔与夹子钩对准,夹子装入钩子中,按压棘爪释放键将夹子连接部缩回金属管鞘中，止血夹卡在金属管鞘前端槽内。

（3）松开塑料套管，使止血夹收回塑料套管内，注意不要缩入太深，否则止血夹打开时双臂张开受限。

（三）止血夹的操作护理配合

（1）插入：内镜下发现病灶需放置止血夹时，将装好的止血夹器械递给术者经钳道口插入，对准病灶后，将夹子及金属鞘管伸出塑料套管外。

（2）张开：慢慢地往后拉动滑把使夹子完全张开（注意在没有到达准确部位或内镜扭曲过多时夹子不要一下张开过大，否则夹子在对准病灶前已关闭）。如果夹子张开方向没有对准施夹位置，可慢慢地旋转转盘以调整夹子的方向。

（3）夹闭：对准病灶，向后回拉滑把使夹子关闭，用夹子夹住病变部位。

（4）释放：夹子关闭后，继续向后拉动滑把，直至拉不动，感觉“咔嚓”一声，轻轻往前推动棘爪释放键，这时夹子即与主体分离（注意勿把残留的夹子尾部留在体内，以免吸引时造成内镜阻塞），将主体拔出体外。

（四）放置止血夹时的注意事项

（1）止血夹大多用于小动脉出血，助手配合时动作要熟练、迅速，备物齐全。至少要准备两个放置器、多个夹子。

（2）止血夹的方向应该与血管走向垂直放置。若血管较明显，可以直接夹住血管，若不能夹住血管，则可把血管及两侧黏膜组织一同夹住（间接法）。止血夹多位于内镜视野的 8 点钟处，若出血血管位于 2 点钟位置就很容易夹住。这可通过旋转镜身及旋转止血夹方向而达到。

（3）十二指肠球部空间小，尤其后壁溃疡时，难以使止血夹与血管走向相垂直，故应用受限制。有出血时可先注射压迫血管，待止血视野清楚后再放置止血夹。

（4）慢性渗血尤其是广泛渗血时，止血夹无效。

（5）电切息肉后蒂部小血管出血，用止血夹夹住蒂部止血效果好，有时可放置多个。

四、静脉套扎器

近年来，食管静脉曲张套扎器的研发与套扎术的应用都取得了较大的进展。在临床上内镜下静脉套扎（endoscopic variceal ligation，EVL）疗效好，并发症少，已为国内外专家学者所共识，成为治疗食管静脉曲张破裂出血的首选治疗手段。套扎术的应用范畴已扩大到消化内镜治疗的其他领域，成为一种简便、安全、高效的广义内镜下套扎治疗术。

（一）静脉套扎器的类型及构造

静脉套扎器（图 5-8）的种类有单环套扎器、多环套扎器。其中，多环套扎器操作简单、方便、实用，是一次进镜可以发射多个橡皮圈的装置.包括套扎帽和套扎手柄，以及连接套扎帽和套扎手柄的扳机线。扳机线的顶端设于套扎帽的外周，且具有至少两个结点。用于套扎的弹性圈设于相邻两结点之间。扳机线包括可拆解连接的第一段和第二段，第一段连接于套扎帽上，第二段连接于套扎手柄上。需要更换套扎帽时，将第一段和第二段分离，使第二段保持不动，套扎帽不从食管中取出，以减少对患者胃部的刺激，提高患者在手术过程中的舒适性；同时，第二段在手术中不需要反复穿过食管，可以有效减少手术中将食管中污物带出的概率，提高术者手术过程中的舒适性，减少了第二段在食管中的穿套过程，提高了手术效率，使手术过程更加安全、高效。

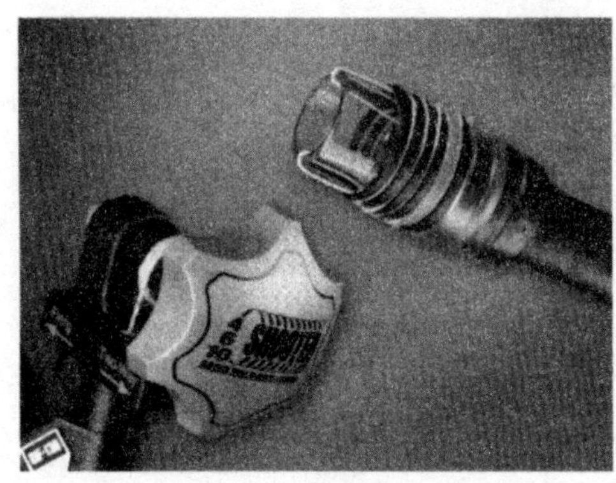

图 5-8 静脉套扎器

(二)静脉套扎器的使用方法

(1)在内镜进入人体前，先用引导管将硅胶帽套在内镜前端，然后进入人体。

(2)连接在内镜上的套扎器将曲张部位吸入。

(3)操纵手柄释放橡皮圈结扎根部。

(三)静脉套扎器的操作护理配合

(1)安装套扎器。

(2)协助术者进镜，观察病情，必要时冲洗止血。

(3)套扎完毕，取下内镜前端的透明套管及拆除钳道管口的把手，立即清洗消毒内镜。

(四)静脉套扎器的使用注意事项

(1)产品采用多环设计，操作者可以结扎多处损伤。

(2)严重肝功能损害、大量腹腔积液、胃底静脉出血征象、低血压休克、严重心功能不全者禁忌静脉套扎治疗。

(3)使用环氧乙烷灭菌，一次性使用。

五、尼龙圈

基底宽大息肉和长蒂大息肉在进行电切手术时，常会发生息肉中央的供血动脉凝固不完全，电切息肉后发生残蒂大出血。为避免术后残蒂出血可利用尼龙圈套扎，先将息肉蒂部套上尼龙圈，将息肉供血动脉结扎，然后进行高频电切除术，这样大大提高了大息肉电切术的安全性。电切术后尼龙圈留在肠腔内自然脱落。尼龙圈尚可用于曲张静脉的套扎。

(一)尼龙圈的构造

尼龙圈(图 5-9)由先端带钩的导管、外套管、把手和圈套组成。

(二)尼龙圈的使用方法

(1)先将带钩子的导管与把手连接。

(2)安装尼龙圈到钩子上。

(3)先将专用塑料套管从金属套管先端部套进金属套管上,再将尼龙圈尾部钩挂在金属套管前端钩子上。

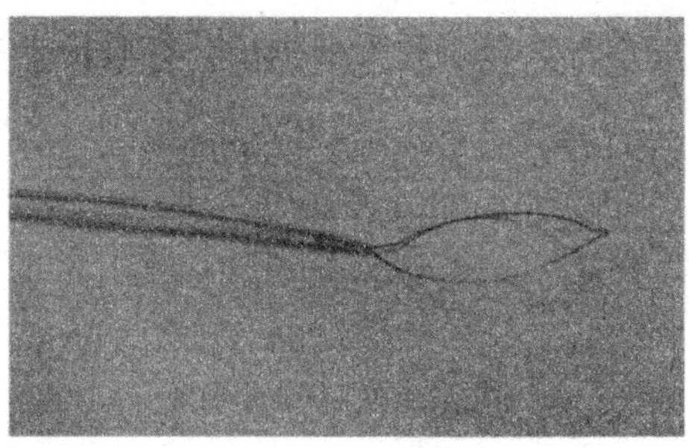

图 5-9　尼龙圈

(三)尼龙圈的操作护理配合

(1)操作时,操纵把手回收尼龙圈尾部至金属套管中。

(2)推出塑料套管,使尼龙圈完全收入塑料套管中,递给术者将其插入钳道管,再将金属套管送出直至在内镜下可见尼龙圈。

(3)像操纵圈套钢丝一样操纵尼龙圈套,套住息肉根部,收紧尼龙圈套,勒紧息肉根部直至息肉头部发紫,推进套管,尼龙圈套自行脱钩,收回尼龙圈导管,完成套扎术。

(四)注意事项

如果尼龙圈尾部的小金属管与金属套管不平行,不要勉强回收把手,应推动把手重新再回收尼龙圈到金属套管中。

六、电凝探头

电凝止血是内镜检查处理消化道出血的主要方法之一。电凝止血是借助于电流在组织中产热,致使组织水分蒸发,引起局部血管栓塞,局部组织收缩压迫而止血,此外,电凝探头的压迫也起作用。电凝止血用于电切手术后局部出血和出血性病变的止血,也可用于微小息肉的灼除,电凝止血安全、有效。

(一)电凝探头的构造

电凝探头(图 5-10)主要包括热探头、探头导管、探头连接导线、回路电极导线(高频电发生器)。

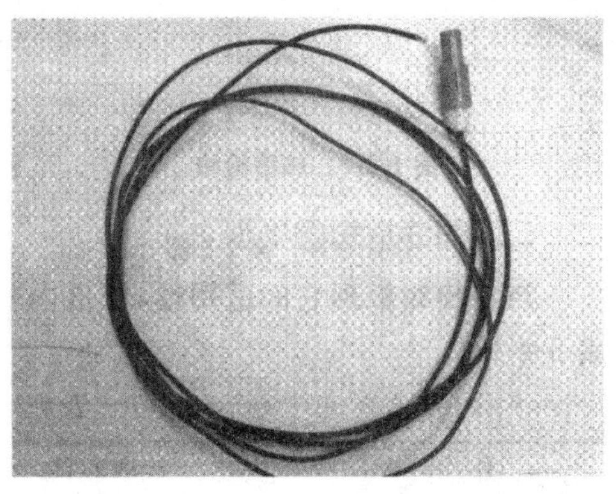

图 5-10　电凝探头

(二)电凝探头的类型

1.普通单极探头

电流从单一电极通过患者输出至接地电极,组织脱水程度与电流成正比。单极对组织损伤的深度难以控制,且探头在电凝后与组织粘连,拔出探头时常可致局部撕裂而诱发出血。

2.双极探头

电路在探头的两个电极间形成。

3.多极探头

可有多达三对的电极。不需探头与出血病灶垂直接触,斜切接触组织,可在两个电极间形成电路,导致局部产热,而一旦组织水分蒸发变干,产热会自动减少,可防止高温扩散到深层,避免损害深层组织,有助于减少并发症。

(三)电凝探头的使用方法

(1)熟练掌握高频电发生器及作用电极的使用方法。

(2)调整好电压和电凝时间。

(3)探头接触出血病灶后施加压力而止血。

(4)当电凝探头退回钳道管内时,关闭电凝探头。

(四)电凝探头的操作护理配合

(1)根据术者需要备好高频电发生器、电凝探头和相应的电极。

(2)调整电压和电凝参数,连接好电凝探头递给术者。

(3)当电凝探头退回钳道管内时,勿启动热凝,否则会损伤内镜管道。

(4)术者可单人操作电凝止血,助手主要是监护病情,配合供应各种配件、冲洗用水、止血药物等。

(五)注意事项

(1)使用的电凝探头必须是经过消毒或灭菌处理的。

(2)检查整条导管有无破损、挤压变形,探头头端有无剥脱及其他异常情况,若有异常应更换新的。

七、热活检钳

热活检钳(热止血钳)是一种钳瓣可通高频电的活检钳。在行内镜检查时,发现胃肠道小的隆起性病变(如息肉),通过热活检钳高频电直接钳除,在钳除的同时又可获得活组织做病理检查,还可以用来止血,对大血管应用热活检钳夹住血管并稍抬高使热活检钳与胃肠壁间留有空隙,然后应用软凝模式。

(一)热活检钳的构造

热活检钳(图 5-11)由一个可以通电的活检钳、SD 手柄(MH-246)、A 高频线(MH1969)、带有 A 导线的把手组成,材料为不锈钢。

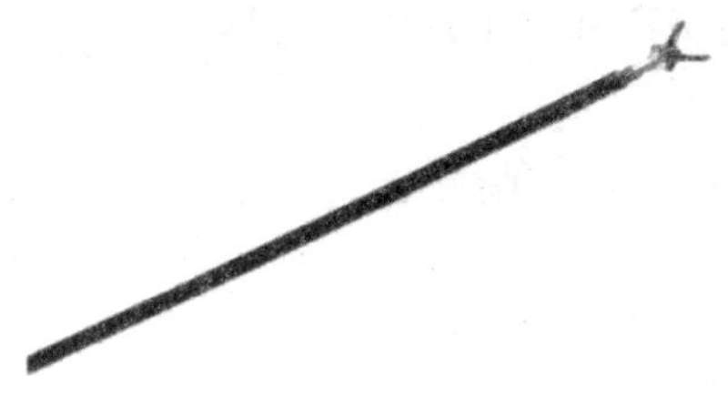

图 5-11　热活检钳

(二)热活检钳的类型

热活检钳根据它的适用性，管道内径的大小分类，常用热活检钳的类型有以下几种，见表5-1。

表 5-1　热活检钳的类型

类型	规格型号	管道内径/mm	特点
	FD-1L-1	2.8	用于去除小息肉，止血
	FD-1U-1	2.8	用于去除小息肉，止血
	FD-2L-1	3.7	用于去除小息肉，止血
	FD2U-1	3.7	用于去除小息肉，止血

(三)热活检钳的使用方法和操作护理配合

(1)调整电压和电凝参数，连接好热活检钳递给术者。

(2)连接导线，到达出血病灶，根据术者指令开闭热活检钳。

(3)当热活检钳钳取组织后，退回钳道管内。

(4)一般选择软凝模式，可减少组织黏附，根据病情留取活组织做病理检查。

(四)注意事项

(1)根据需要备好热活检钳，检查性能是否完好。

(2)当热活检钳退回钳道管内时，勿启动热凝，否则会损伤内镜管道。

八、氩气刀

氩气刀是氩离子血浆凝固术(argon plzisma coagulation，APC)的简称，是一种利用氩气离子束传导高频电流，无接触地热凝固组织的治疗方法。可用于消化道出血、疣状胃炎、血管畸形、早期癌肿、良恶性狭窄以及 Barrett 食管、糜烂出血性胃炎等方面的治疗有较好的疗效；

氩气高频电刀切割模式主要用于广基扁平息肉及良性隆起性病变的切除治疗。

(一)氩气刀的类型及构造

氩气刀由 APC 过滤管、APC 软管(图 5-12)、APC 电极、双极负极板组成。根据高频手术技术参数的要求。

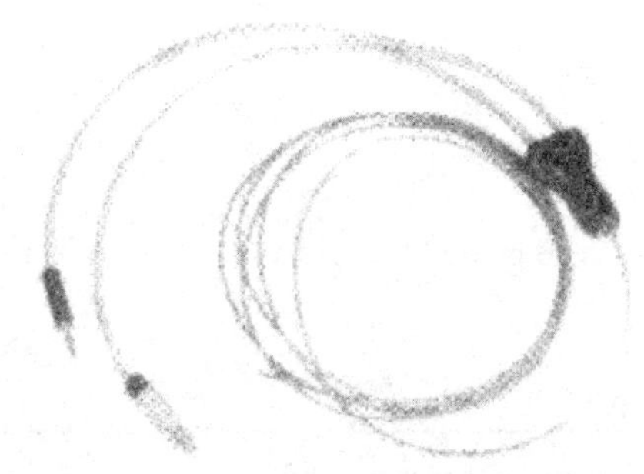

图 5-12　APC 软管

(二)氩气刀的使用方法

(1)打开 APC300 及 ICC200EA 的电源开关,ICCEA 自检,仪器前面板开始闪动,按任意键结束自检程序。

(2)检查设置:模式——强力电凝,再按一下进入氩气程序"A"功率——电凝程序"A"60W(若为右半结肠选择"A",功率 40W)。

(3)连接 APC 过滤管、APC 软管,将 ICC 和 APC 设备连接 APC 电极、电弧测试器。

(4)设置氩气流量——器械自动识别功能,仪器自动设置流量,按压"冲洗"键两次。

(5)术前测试,将 APC 电极靠近电弧测试器,踩动蓝色脚踏测试电弧。

(6)将中性电极板正确贴在患者身上,中心电极指示灯亮。

(三)氩气刀的操作护理配合

(1)根据病变部位调整好参数,把脚踏板放在术者脚边。将连接好的 APC 软管递给术者。

(2)氩气刀治疗为非接触的,喷嘴电极距组织 3～5mm,不存在接触性电极治疗时的电极粘连现象,故可缩短治疗时间。

(3)由于氩离子流是散发的,可发生侧向或轴向传导,因此治疗不需要取决于电极和气流方向,故不论息肉位置如何,均可达到治疗目的。

(四)注意事项

(1)检查系统完好性。

(2)保持软管不要打折。

(3)当 APC 软管前端有血液或组织黏附时应取出,并用湿纱布将其上面的组织碎片除去。

九、ST-E1 管

锐性上消化道异物在应用胃镜治疗时常会发生再损伤,引起上消化道出血、穿孔等并发症,在胃镜下经 ST-E1 管取上消化道锐性异物,效果确切,无并发症发生。同时使用 ST-E1 管在胃镜下行食管静脉曲张破裂出血治疗,用硬化剂治疗的效果也很好,急性上消化道大出血时使用 ST-E1 管后食管内视野清晰，便于硬化剂注射，使穿刺准确、安全。

(一)ST-E1 管的类型及构造

ST-E1 管为一长约 40cm、直径 2cm 的透明塑料管，其远端管壁上有一个长约 2cm、宽约 0.5cm 的纵行窗口，胶管壁上有一细管与窗口相连。此管用于急性出血时套于内镜外面，与胃镜一起进入食管，经窗口注射硬化剂，止血效果好且安全。

(二)ST-E1 管的使用方法和操作护理配合

(1)将 ST-E1 管套于内镜外面，与胃镜一起进入食管内。

(2)再将注射针外套管从 ST-E1 管的侧孔中送入，直到在内镜视野中看到套管前端，操作方法同静脉硬化注射针。

第三节　内镜下消化道息肉切除术、黏膜剥离术附件的介绍及使用方法

内镜下消化道息肉切除术、黏膜剥离术、黏膜下整片切除术的基本器械包括高频电发生器和圈套器、透明帽、针式电刀、ESD 专用电刀，其他附件有回收息肉的附件(如网篮、三爪钳或多爪钳等)和止血附件(如注射针、止血夹、尼龙圈、电凝探头、氩气刀等)，这些附件虽不是绝对必要，但若要方便、顺利地进行电切，减少和防治并发症，也应该具备。

一、内镜圈套器

内镜圈套器是用尼龙杆将事先用可吸收线或者合成线打好的滑结收紧来结扎血管、息肉或其他管道结构的一种器械，其操作方便，已被广泛应用于消化道息肉切除内镜治疗中。内镜圈套器用于消化道息肉切除是一种简单、快速、安全、有效和可行性的治疗措施。

(一)内镜圈套器的结构

内镜圈套器(图 5-13)由圈套丝、绝缘套管、把手和 A 导线组成。器械供内镜配套使用，用于利用高频电流在消化道内切除息肉或其他多余组织。圈套器材质为可吸收线，置入体内后对人体组织的反应小；操作具有可逆性，结扎位置不满意时可直接剪断；对组织的切割力量比钛夹小，不易发生组织被切断的情况；应用圈套器结扎操作简便，无须其他特殊器械，可以缩短手术时间，尤其是初学者易于掌握和使用。

(二)内镜圈套器的类型

圈套丝用来套住息肉，通电后可将息肉切割下来，头部圈套钢丝张开有多种不同的形状，以适应不同情况的息肉摘除。

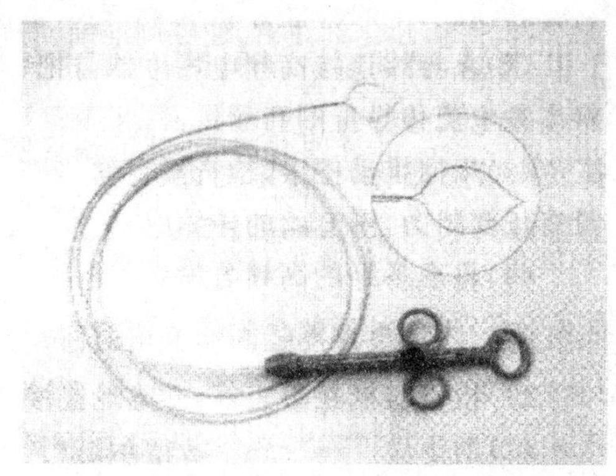

图 5-13　内镜圈套器

(三)内镜圈套器的使用方法

(1)SD 把手连接圈套器和 A 导线,通过连接后可控制圈套器的伸出和回收。把手由塑料材料制成,绝缘性能好。

(2)A 导线连接高频电发生器与把手,通过把手上的一个高频电插座与手术圈套接触,将高频电流传导至圈套丝。

(3)来回推动把手,检查圈套丝是否可灵活随把手的滑动而伸出和回收,把手的推动应没有任何阻力,圈套丝的伸缩应顺滑,如有任何不正常应更换新的圈套器。

(4)将准备好的高频电发生器电导线接到把手的插口上。

(四)内镜圈套器的操作护理配合

(1)检查器械是否完好,正确地连接。

(2)助手应严格按照术者指示进行操作,送入圈套器,随时按术者的指示伸出、回缩、张开、收紧圈套器协助完成电切。

(3)电切息肉时应特别注意收拢圈套器的技巧,如蒂较细,切勿收拢过猛、过紧,以防未通电已形成机械切割导致出血;但也要注意圈套不能过松,圈套未收紧时不能通电。

(4)在缓慢收紧息肉的过程中如息肉渐渐变紫,手中感觉套到东西,说明松紧适宜,通电,套住息肉处冒烟变白,慢慢收拢圈套器,完成切割。

(5)与术者配合默契,尽量缩短手术时间。

(五)注意事项

(1)圈套器一次性使用,杜绝反复使用。

(2)医护配合密切,术前将所需器械准备齐全,检查器械功能是否完好,处于备用状态。

(3)助手应全面掌握、熟悉设备仪器、器械的使用方法与技能,检查各主机运转、线路接触等设备情况,准确地调节仪器屏幕上手术所需参数。

(4)助手应熟悉手术步骤,主动配合,迅速无误地传递手术器械,保证手术视野清晰。

(5)电切术中应特别防止漏电及损伤周围正常黏膜组织,防止造成肠穿孔。

(6)器械的消毒按规范的方法,采用清洗→酶洗→水洗→消毒→干燥的消毒方法。

(7)术后做好仪器使用登记,详细填写每台手术的仪器运转情况和使用情况。

二、透明帽

内镜前端透明帽(图5-14)是内镜诊断与治疗中经常使用的附件,有多种类型的内镜前端透明帽可供使用。透明帽辅助内镜下黏膜切除(EMRC)是其最常见的使用方式。透明帽还被用于辅助止血治疗、异物取出、放大内镜检查、改善切线位和观察困难部位病变的内镜成像观察。适用于大的病变整块切除的新式透明帽已经研发出来。内镜前端透明帽使用简使。依据病变的部位和适应证选择合适类型的内镜前端透明帽对操作的成功非常重要。

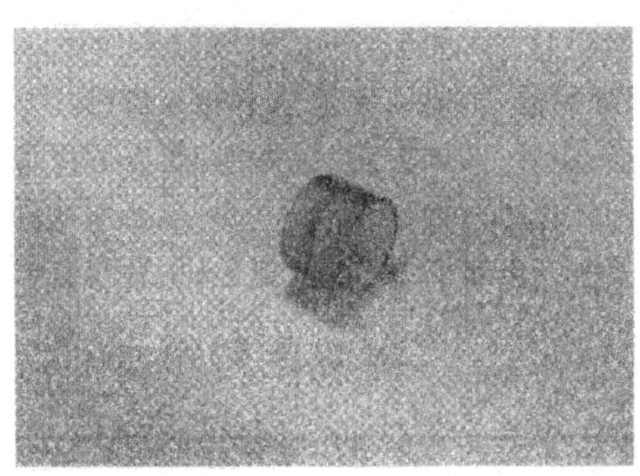

图5-14　透明帽

(一)透明帽的类型及结构

1.圆筒形透明帽

圆筒形透明帽是一种硬质、透明的附件,安装在内镜的末端,用于直径小于10mm病变的EMRC。目前有两种类型,外径分别为13.9mm和14.9mm,长度均为12mm。

圆筒形透明帽即硬质透明帽,可以进行灭菌处理和重复使用。安装后会增加内镜插入的难度。EMRC有一配套器械包,器械包内有完成EMRC所需的所有内镜附件,包括:用于色素内镜检查的色素喷洒导管、一把特殊设计的新月形圈套器,供黏膜下注射使用的注射针和一个内镜前端透明帽。有多种类型的EMRC配套器械包可供使用,每一种器械包内配备一种不同型号的透明帽,以满足诊断性内镜或治疗性内镜的需要。临床上常用外科胶带使得,透明帽与内镜紧密结合。

2.斜式透明帽

斜式透明帽用于切除表面积较大的病变和切线位上的病变。这类透明帽分硬质和软质2种,外径比较大,分别为16.1mm和18mm.长度均为14mm斜式透明帽远端有一个确保新月形圈套器处于最佳位置的裂口。在安装透明帽时,要注意调节透明帽的位置,使裂口与工作管道对齐。

3.软质透明帽

柔软、可压缩的软质透明帽比较容易插入。因此,在任何时候计划施行较大病变切除时都可以使用软质透明帽。但软质透明帽只能一次性使用。

4.Hood刀透明帽

广泛EMR(widespread endoscopic mucosal resection,WFMR)是一种新型EMRC,能够对直径大于2cm的黏膜整块切除。它是一种改良的透明帽或称之为Hood刀(Olympus.

Tokyo),有纵行和环形两种,由透明帽和在透明帽的纵切面或水平面上安装的能够施行电切的金属导丝组成,可用于食管病变的整块切除。Hood 刀中施行电切的金属导丝沿内镜轴向走行,并用黏附胶带紧密固定。

5.末端为锥形的透明帽(ST 帽)

ST 帽是专门为 ESD 研发的,它的尖端开口部分较细,直径约 7mm,呈圆锥状。ST 帽有以下优点:①容易进入黏膜下层,能产生反向牵引作用,因此可在直视黏膜下层的同时进行切开;②即使对于钳口对侧的病变,其钳口的尖端仍然能位于视野的中央,因此可在无须大幅度改变内镜轴向的状态下同时进行切开操作;③尖端较细,稳定性好。即使在处理随呼吸运动较大部位的病变或纤维化显著的溃疡瘢痕病变时也能精准地调节针状刀,进行安全可靠的剥离操作。ST 帽避免了盲目的操作,可明显降低穿孔和损伤血管的概率。

6.附带冲洗孔道的透明帽

将冲洗管附加在 EMRC 透明帽上利于清洗血液和黏液,保持清晰的内镜视野,如止血治疗和 EMRC。

7.带有侧孔的透明帽

颈段食管管腔狭窄,将前端透明帽紧贴在狭窄管腔的黏膜下层注气,空气逸散的空间很小,容易发生纵隔气肿,甚至出现皮下气肿。因此,在透明帽上开出侧孔,空气可以通过侧孔逸散,能够预防纵隔、皮下气肿。

(二)透明帽的操作护理配合

(1)检查透明帽是否完好,是否在有效期内。

(2)将透明帽套在内镜的先端,助手扶住内镜,协助进境。

(3)取注射针交给术者,经钳道管送出到达病变部位,待注射完盐水后,将透明帽紧贴在病变部位。

(4)伸出圈套器,应用吸引方法病变黏膜吸入透明帽中。

(5)收紧圈套器,将病变黏膜完全套住,松开吸引,使套住的黏膜脱离透明帽,用电切电流将黏膜切下,用高频电圈套器将切下的黏膜套住,随内镜一起退出。

三、针式电刀

针式电刀主要用于黏膜剥离术中,可做黏膜周围圈地标记和 ERCP 插管困难时做乳头预切开。常用于食管黏膜下切除时,能切除大量黏膜。

(一)针式电刀的结构

针式电刀(图 5-15)由针状钢丝、塑料外套管、把手组成。把手有一可滑动的滑柄,用来调节电刀的长度。

(二)针式电刀的操作护理配合

(1)检查针式电刀是否完好,是否在有效期内。

(2)安装同圈套器。

(3)使用方法根据电切部位和需要,调节好电刀出针的长度,连接高频电导线,选好电切参数，出针，切割或做点标记。

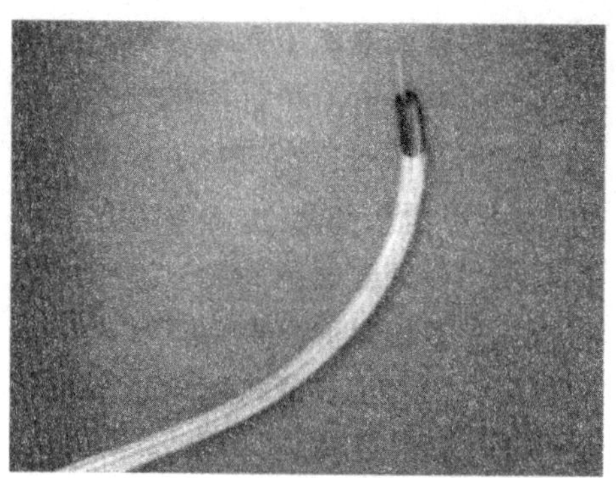

图 5-15　针式电刀

（三）针式电刀操作时的注意事项

（1）在打包时，针式电刀的刀头不能露在塑料外套的外面，否则易损伤工作人员。

（2）使用前检查包装是否完好，以防刀头刺破密封袋而达不到灭菌效果。

四、ESD 专用电刀

内镜下黏膜切除术因其完全切除率高，并发症及复发率极低，目前在许多国家已被作为治疗早期消化道肿瘤的标准方法。近年来在日本研制出一系列新型的手术刀，操作时更加方便、快捷。ESD 专用电刀有多种，为一体式一次性的切开刀，把手有刻度可调节出刀长度，根据病变部位或术者喜好可做选择。有 IT 刀（图 5-16）、TT 刀、FLEX 刀、Hook 刀、海博刀等。

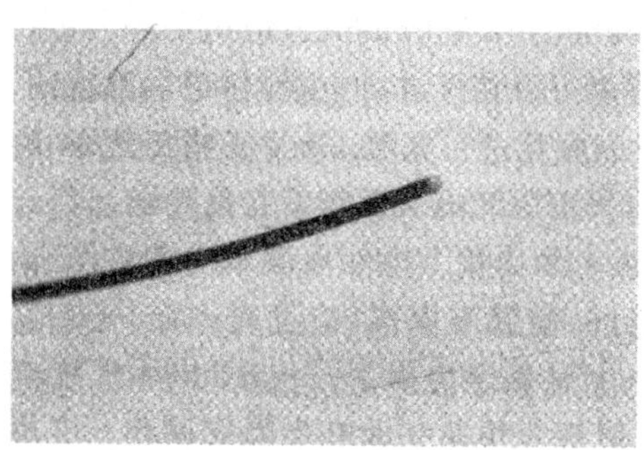

图 5-16　IT 刀

（一）ESD 专用电刀的类型及结构

（1）IT 刀刀尖前端带有一圆形绝缘的材料，能更好地控制深度，防止在黏膜下切除过深，减少穿孔发生。

（2）TT 刀也称为三角尖刀。该刀全长 250mm，刀套外径 2.6mm，三角形金属片宽 1.8mm、厚 0.6mm，针形刀柄部分外径 0.4mm。TT 刀是一种顶端装有三角形金属片的刀具，这种形状的刀尖使手术刀可以随着内镜的任意移动方向在切入黏膜层后钩取黏膜而不管刀尖的方向。

（3）FLEX 刀的特点包括：和外鞘均采用柔软材质，刀丝长度可调节，刀丝宽度 o.8mm。外鞘先端的“折叠设计”有效防止刀头意外伸出，进入黏膜过深而导致穿孔，有效长度

1650mm。头端为环状,操作安全、简便。

(4)Hook 刀也称钩状刀。特点和方法大致同 FIEX 刀。

(5)海博刀(Hybrid 刀)是德国爱尔博电子医疗仪器公司生产的专用于 ESD 的刀,隶属于海博刀系统(图 5-17)。

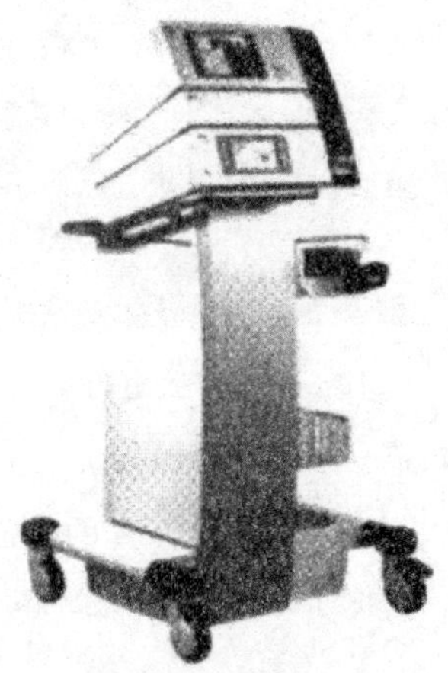

图 5-17 海博刀系统

(二)ESD 专用电刀的使用方法

1.IT 刀

①沿着黏膜的方向纵向切开;②沿着纵向进行剥离,并施加向下的力量于内镜的头端;③推动 IT 刀紧贴切开的黏膜;④旋转或前后拉动内镜使 IT 刀沿黏膜下层切开。

2.TT 刀

①无须旋转附件;②切开前将黏膜提前,以防穿孔,进行横向或纵向切开、剥离;③适用于 ESD 任何一个步骤,包括标记、切开、剥离、止血等过程。

3.FLEX 刀

①有一个柔软的、较厚的尖环,进入黏膜层时可适度弯曲并在切割黏膜时保持固定的位置。在黏膜下分离时,尖端结构对预防穿孔也很有效。②刀尖的长度可随切割的方法加以调整。通常标记性打点设为 1mm,黏膜切除和黏膜下分离设为 2mm。如果该刀平行移向胃肠壁,可把它调长一些(大约 3mm),以便快速切割;如果该刀垂直移向胃肠壁可调短些(大约 1mm),以防切割过深。③外鞘的尖端可伸缩约 1mm,像塞子一样以确定、稳定的切入深度。④刀的外鞘比其他刀要薄,这样在刀与内镜间活动范围大,能很好地向各个方向操作。

4.Hook 刀

①旋转功能易于对切开部位准确定位,并进行横向或纵向切开、剥离;②切开前将黏膜提前,能将穿孔危险降到最低;③刀背部分可直接进行电凝.标记切除范围,降低穿孔的发生率;④直视下剥离时对可见黏膜下层小血管进行电凝,以保证视野清晰,降低出血量;⑤同时可进行病变四周的黏膜切开;⑥将黏膜下层肿瘤从黏膜下完整挖出。

5.海博刀

海博刀(Hybrid 刀)将水束分离技术和内镜下电切电凝技术有机结合,是集八大功能(染色、标记、黏膜下注射、黏膜切开、切圆、黏膜下剥离、冲洗和止血)于一身的电刀。行内镜下治疗时使用海博刀有一定的优势,主要表现为如下几点:①术中无须更换器械,大大缩短手术时间。②操作过程中黏膜下注射都能快速完成补充隆起操作。③整个剥离过程中,"水垫"不但在肌层和病变间形成有效隔离,同时也有效阻止了传热。④手术视野清晰,出血风险显著降低(血管受到水垫的挤压封闭)。⑤水束的压力可以根据病灶的不同而调节。

(三)ESD专用电刀的操作护理配合

(1)病变部位喷洒靛胭脂以勾勒出病变轮廓。在距病灶边缘5～10mm处用针式标记器进行标记。

(2)黏膜下注射肾上腺素盐溶液(1∶100000)。用传统电刀于标记点外缘切开至黏膜层(长度约2mm)。

(3)切割至黏膜下层。

(4)环形切割。操作时,应注意循电刀切割的牵引力方向推进镜子。

(5)环形切割完成后,可再次与固有肌层与肌层之间注射肾上腺素溶液,用电刀绝缘部分将肿物连同黏膜层一起剥离。对于有蒂病灶,亦可在病灶充分隆起后进行套扎,所用方法与多块切割法相同。再次进镜复查有无出血及穿孔。

五、回收息肉的附件

直径小于0.5cm的息肉可经钳道管吸出,较大的息肉除可用圈套器或直接用镜头接触吸引随内镜退出体外,还可以将回收息肉的附件取出。专用的回收息肉的附件有网篮、三爪钳(图5-18)、五爪钳、异物钳等。使用方法如下:抓持钳抓住;网篮网住;圈套器套住;退至镜头先端,随内镜一起退出体外,松开各种附件,将标本取下放于固定液中送检。

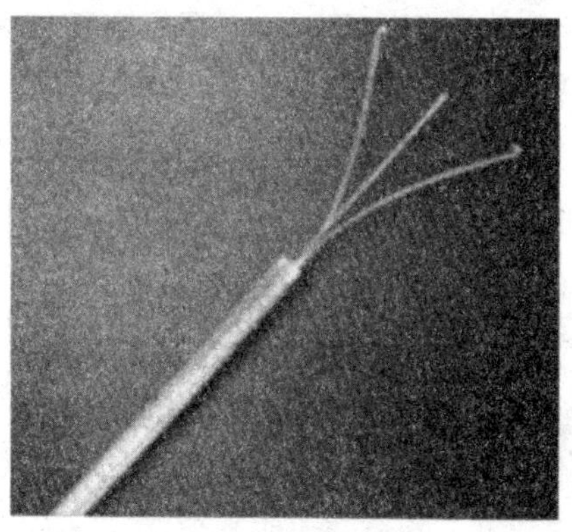

图5-18　三爪钳

六、止血附件

止血附件有注射针、止血夹、尼龙圈、电凝探头、氩气刀等。

第四节　内镜逆行胰胆管造影术(ERCP)相关治疗附件的介绍及使用方法

内镜逆行胰胆管造影术(ERCP)及内镜乳头括约肌切开术(EST)目前已成为胆系和胰腺疾病诊断和治疗的基本技术手段之一。当临床上怀疑有胆、胰系统疾病而超声、实验室或CT扫描等检查未能确诊时,可行ERCP检查,如证实有胆、胰疾病且有内镜治疗适应证者,可同时进行EST取石、扩张、放置引流等相应的内镜治疗。在进行ERCP相关治疗时,需要运用到相关附件,如EST切开刀、导丝、造影导管、取石网篮、支架、碎石器等,充分利用好这些附件,可更好地进行疾病的检查和治疗。

一、EST切开刀

常用的EST切开刀有Boston的三腔括约肌切开器和Olympus聪明刀,一般由高频电刀、接头部、把手和导线组成。

(一)EST切开刀的类型及结构

1.三腔括约肌切开器

主要用于经内镜工作腔插入胆道十二指肠开口处,在内镜直视下,与配套的高频电流发生器连接,利用高频电流对十二指肠乳头括约肌进行切割,治疗胆道狭窄或结石。

三腔括约肌切开器(图5-19)插入管为锥形设计,前端有一长度为20～30mm的刀丝,管径5.5F。三腔导管将切开、注射腔和导丝腔独立分开,以确保固定导丝的同时更顺畅地注入造影剂,造影减少气泡,减少管腔粘连。插入管的先端标有不同颜色的刻度,便于术者掌握切开刀的插入深度。与ERCP造影导管一样插入管也可作为注射造影剂及药物的导管。特别用于不易插管时,由导电钢丝通过接头部与把手连接。通过把手的推拉来控制切开刀的收放,调整切开的方向。三腔括约肌切开器的三腔、刀丝的偏中心和刃头前端的楔形设计的优势在于方便插管,以便容易达到准确的切开位置。

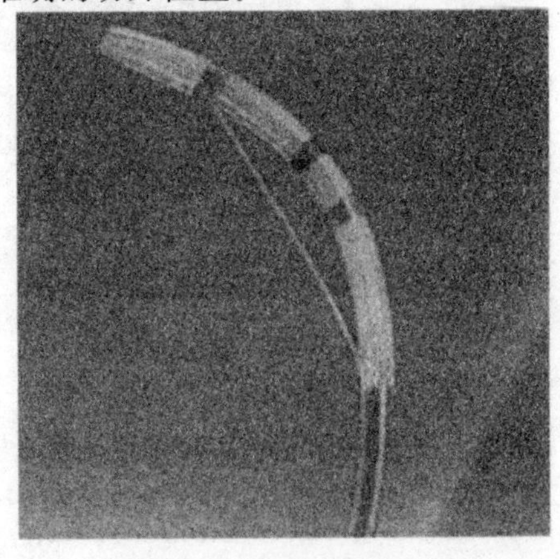

图5-19　三腔括约肌切开器

2.Olympus 聪明刀

刀丝的近端后半部涂有长约 5mm 的绝缘材料，称为“聪明衣”，防止对乳头周边组织造成损伤，确保乳头切开更安全，同时减少了刀丝与内镜间电气接触。鞘管的先端标记清晰，尖端呈锥形，是狭窄乳头或乳头旁有大憩室的理想选择。

3.针式电刀

用于插管困难时做“预切开”或“开窗”，即先对乳头进行小切开。

(二)EST 切开刀的操作护理配合

(1)术前准备好所需仪器与材料，造影配合参照 ERCP 造影导管。

(2)将已准备好的造影导管和切开刀交给术者，注意勿打折。导管送出内镜前端后，用稀释好的造影剂将导管充满，术者将导管插入胆管后，助手在 X 线监视下可缓慢推注造影剂进行造影，如胰管显影则停止推药，并尽可能将胰管内造影剂吸出，以免胰管内压力过高导致胰腺炎；如胆管显影，药量可适当加大，以使胆管显影满意为好。造影困难时可根据乳头形态选择合适的切开刀，与术者密切配合，可利用刀丝的收紧改变插管的方向，保证造影的成功。

(3)术者与助手之间一定要配合默契，步调不一致会导致导丝脱落在乳头外。再次确认在胆管内后，术者选择好切开位置，切开点通常选择在 11～12 点方向。助手将高频电导线与电切刀接好，轻轻收紧，切开钢丝，根据结石大小，切开长度为 0.5～1cm，选择电流凝切指数为 50W。

(4)乳头括约肌切开时，将导丝处于中立位递给术者，连接高频电极，调节好电切参数。切开刀先端插入乳头开口，在导丝引导下进行切开。助手一定要注意手中切开刀钢丝的松紧度，应慢慢增加力度，太松切开将止步不前，太紧将立即形成大切口，引起出血穿孔等。

二、导丝

导丝在 ERCP 中是必不可少的附件。巧妙地运用导丝可以起到提高乳头部插管成功率、导管超先进入目标胆管、通过胰胆管狭窄或梗阻部位等作用，还可以采用对吻法导丝技术使难度较大的 ERCP 操作得以完成。有意识地、巧妙地运用导丝技术可以提高 ERCP 操作的成功率，降低并发症的发生率。

(一)导丝的结构

导丝的先端细而柔软，导丝的外层可多涂 Teflon 作为涂料，使外层具有亲水性，以减少导丝的摩擦系数，以便导丝在有液体的情况下能够顺畅地进退。

(二)导丝的类型

常见的导丝有不同的形态，现 Boston 公司推出的一种黄斑马导丝(图 5-20)两端都有黑泥鳅先端，长度各不同，特别适用于难以通过的胰胆管狭窄段。常见的有黄斑马导丝、蓝斑马导丝、黑泥鳅导丝等多种。

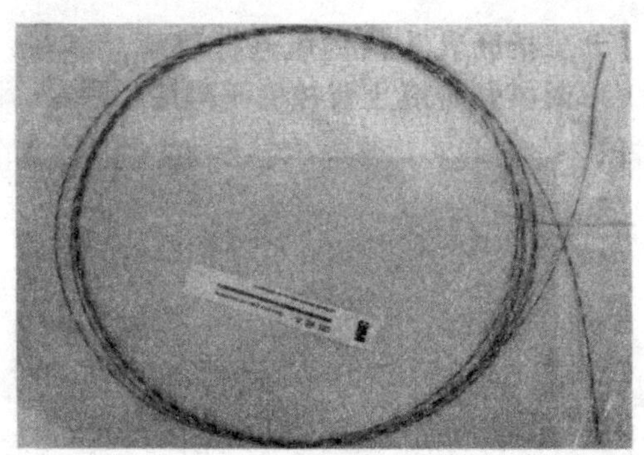

图 5-20 黄斑马导丝

(三)导丝的操作护理配合

(1)在 ERCP 操作过程中.若插管不顺利常需要借助导丝来完成。导丝使用前,应先严格地检查导丝的完好性,导丝必须在有效期内,无折痕,先端无断裂。

(2)选择与导管或切开刀相匹配的导丝,管腔用生理盐水冲洗,如双腔导管,导丝可直接送入;如使用的是单腔造影导管,先将通管钢丝取出,导丝由通管钢丝所在的接口进入.若要同时注入造影剂,需连接三通管。

(3)发现结石后,在 X 线监视下进退导丝.助手左丁.持导管尾部 Y 形接头.右手拇指和示指采用“捻线”的方法送入导丝,并根据术者的要求不断调整导丝的位置,送入导丝时用力要均匀,有阻力时不可强行通过,应查找原因,直至送达合适位置。

(4)导丝比较长时应在手上盘圈,用生理盐水湿纱布包裹擦拭,注意防止污染。

三、造影导管

在 ERCP 操作过程中使用造影导管(图 5-21)是用于在胰胆管造影手术中注射造影剂,造影导管为两腔或三腔导管,有独立的注射腔道和导丝腔道。导管远端有不透射线标记和彩条标记,有助于手术期间观察导管的操作情况和进行深度确认。

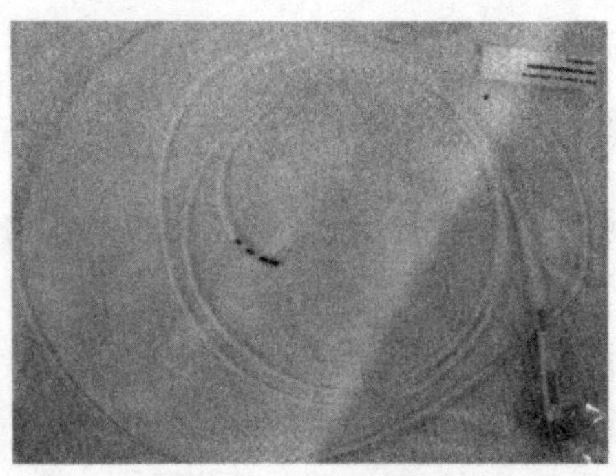

图 5-21 取石网篮

(一)造影导管的类型及构造

FRCP 造影导管由插入管、接头部和通管钢丝组成。插入部的先端有标准形、圆形、锥形等不同形状,可根据不同情况的十二指肠乳头选择各种型号的导管。另外.接头部有单腔和双腔两种型号,单腔接头只有一个注射器接口,供注射造影剂用,若要插入导丝需另接三通管接头。通管钢丝插入导管中可增加导管的硬度，便于插管并可防止导管折损，其近端有一封盖与导管接头部相连，可防止造影剂外溢。通管钢丝可以拆装，大多数导管可以高温高压灭菌。

(二)造影导管的操作护理配合

(1)使用前严格检查造影导管是否完好，有无经过消毒灭菌处理，是否在有效期内。

(2)护士应根据乳头的形态、大小选择造影导管的型号，对于特小的乳头，一般选择前端较细的造影导管。

(3)造影或进导丝前，所有的带腔导管都必须用无菌生理盐水冲洗管腔：一为既可检查管腔是否通畅，也可起到润滑作用，有利于导丝通过；二为排气，避免造影时产生气泡。

(4)将导管递给术者，导管插入胰管或胆管后，在X线监视下缓慢推注造影剂，按需要显影。注意推注力量勿大，速度勿快。

四、取石网篮

在行ERCP相关治疗时，若胆管内有结石或上、下消化道中有异物，可通过取石网篮(图5-22)将结石或异物从胆管或上、下消化道内拉出至十二指肠后排除。

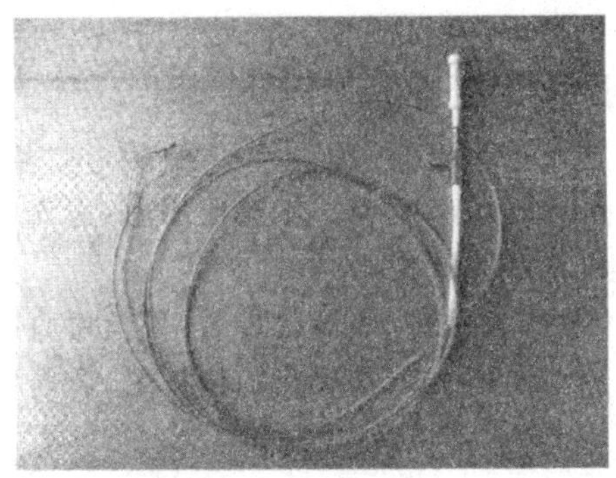

图5-22　取石网篮

(一)取石网篮的构造

取石网篮由网篮、插入导管、接头部和把手组成。它主要由把手的推拉控制网篮的收放。取石网篮的接头部有一注射器接口可供注射造影剂或药液。一般的取石网篮为单篮取石网腔导管，不能通过导丝，现在市场推出的快速切换系统中的取石网篮前端可插入导丝，以利于胰胆管高位结石的取出。

(二)取石网篮的类型

取石网篮根据张开后的形态可分为六角形、八角形及螺旋形等的取石网篮，最常用的是六角形取石网篮。

(三)取石网篮的操作护理配合

(1)切开成功后，用生理盐水冲洗。

(2)将取石网篮交给术者，在X线监视下术者将取石网篮越过结石后，将取石网篮张开，上、下抖动取石网篮。

(3)将结石抓取入取石网篮中，然后助手缓慢收紧，当取石网篮不能完全收回塑料套管中，手感觉到阻力，在X线下呈透亮的圆形时.说明结石被套牢，术者缓慢地将取石网篮向胆总管下端拉。

(4)待结石拖至十二指肠后,助手松开取石网篮。

(5)对于结石较大需碎石者,可送入碎石篮,然后进行碎石,将结石与碎石篮一起拉至乳头外,对于细小的结石,可用球囊导管插到结石的上方,然后充气清扫结石。

(6)如果结石过大而乳头切口小,在取石过程中有可能遇到结石嵌顿在取石网篮内,这种情况下应与术者密切配合采取措施解除嵌顿。方法如下。

①将结石重新送回胆管内。

②嵌顿太紧,取石网篮松解不开,将取石网篮从把手处剪断,保留取石网篮钢丝,退出内镜后,换用 Soehendra 碎石绞盘碎石。

③如果没有碎石绞盘可考虑再进内镜,将乳头切口扩大再行取石。

(四)注意事项

(1)使用前检查取石网篮是否能收放自如,取石网篮有无变形,钢丝有无破损。

(2)一般的取石网篮适合用于直径在 0.9～1.5cm 的胆总管结石。

五、碎石篮

在行 ERCP 相关治疗时,对于结石较大者,需送入碎石篮进行碎石,碎石篮适合直径约 1.5cm 的胆总管结石,其大致结构与取石网篮相同,但把手构造比较复杂。常用的有绞盘式碎石篮和一体式碎石篮,前者可高温高压消毒灭菌,多次使用,但操作较烦琐,后者一次性使用,操作简单,结石较硬时可配合枪式手柄使用。

(一)绞盘式碎石篮

1.构造

绞盘式碎石篮由网篮、金属管插入部、塑料管插入部、滑动杆和 BML 手柄(图 5-23)等组成。

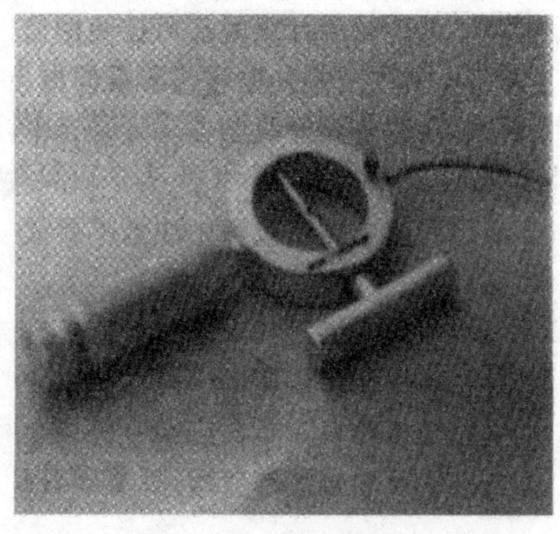

图 5-23 BML 手柄

(1)网篮:由记忆金属材料做成,不易变形,可反复使用。结构与取石网篮相似,碎石篮的钢丝较粗,网篮开幅 22～35mm。网篮近端的多股钢丝焊接在一起,固定在一只金属管中。

(2)金属管插入部:整个碎石篮的外套管。远端的金属螺旋导管可以弯曲,近端是一金属导管鞘,其中央有一纵行缺口,上有一旋钮用以控制塑料管的伸缩。

(3)塑料管插入部:作为网篮的外套管。其近端与一硬性金属管相连,金属管有一注射器接口。

(4)滑动杆:连接手柄与上述部分,滑杆可以推拉滑动,控制塑料管的伸出和回收。

(5)BML手柄:主体为金属手柄,中央有孔道用以连接塑料管、金属螺旋导管和滑杆;把手上有一带齿的槽沟,可来回拉动,以控制网篮的伸出和收回;旋转把手上的绞盘可以收紧网篮绞碎结石。

2.碎石篮的安装

组装前先检查碎石篮各部完好无损后才进行。

(1)安装插入部:把塑料管插入部套入金属管插入部中。

①用网篮钢丝作为塑料管插入部的支撑管,将网篮钢丝接头倒着插到塑料管插入部中。②拉直金属管插入部,先将滑杆螺旋按钮拧松,再将其拉至滑杆前端,然后旋紧螺旋按钮。③将塑料管插入部末端从金属管插入部前端中套入。④将塑料导管末端结合部接口与金属导管上的沟槽对准接好,旋紧金属导管先端的螺丝,使塑料管插入部与金属管插入部紧密连接。⑤拔出网篮钢丝。

(2)安装网篮。

①推动滑杆上的螺旋按钮,将塑料导管伸出金属导管远端外面。②将网篮钢丝接头部从塑料导管的远端插入,直到网篮接头伸出塑料导管头端。插入过程中塑料导管应保持平直状态,遇有阻力,不能强行插入,以免损伤网篮钢丝。

(3)安装手柄。

①拧松手柄前端的固定螺丝,将手柄往前推。②按下锁钮,将网篮钢丝接头部插入手柄前端孔中,插至手柄顶端推不动为止,松开锁钮。因手柄很重,网篮钢丝结合部脆弱,此过程中注意勿使网篮钢丝接头部弯曲打折,否则在使用时会影响网篮的收放和使用寿命。③将导管的管塞插至手柄的孔槽中,完全卡住,旋紧手柄前端的固定螺丝。整个碎石篮安装完毕。

3.绞盘式碎石篮操作中的配合

(1)严格检查碎石篮是否安装完好,是否在有效期内,经过消毒灭菌后方能使用。

(2)使用前应检查安装是否准确,各部分是否完好,连接手柄是否伸缩自如,注水导管是否通畅。

(3)将金属插入部的拉杆固定螺丝钮拧松向后拉,使塑料导管露出金属导管外,拉动手柄将网篮收回塑料套管中,递给术者。

(4)在X线监视下,将网篮越过结石区,助手往前推动手柄滑杆使网篮张开,待结石套入网篮后,助手将滑杆缓缓往后拉使网篮收紧,证实结石被套牢时助手将拉杆固定旋钮拧松,缓缓将该钮往前推使金属外套管伸出,将拉杆固定旋钮卡在金属卡口上拧紧,顺时针方向转动绞盘,网篮逐渐被收至金属外套管中,此时结石被绞碎。

4.注意事项

(1)在整个操作过程中注意不要使碎石篮插入部过度弯曲,以免影响网篮的伸缩,避免内芯折断。

(2)在向钳道管插入碎石篮前,应将网篮全部收回至塑料套管中。

(3)需要注射造影剂时,应先张开网篮再注射造影剂。

(4)确认塑料套管已完全收回到金属外套管内再碎石,否则易损伤塑料套管。

(5)网篮碎石后易变形,反复碎石前应取出网篮进行塑形,过度变形的网篮应予以更换。

(6)在碎石过程中,若网篮张不开或合不拢时不要强行操作,首先检查碎石篮各部安装是否正确,如未连接好,则重新连接;若不是连接问题则可能是导管鞘或其他连接部有故障,若插入部可以从钳道口抽回,应将其取出;若操作部不能抽回,可能是某部位断裂或损坏,不要强力抽回插入部,这样可能会损坏内镜或损伤患者,遇到此情况可将插入部至接头处剪断,将内镜退出,重新插镜进一步处理。

(二)一体式碎石篮

一体式碎石篮构造简单,把手为塑料制成,网篮远端可通过导丝,可引导网篮顺利进入壶腹部,便于术者将导丝插入胆总管、左肝管和右肝管,以帮助网篮通过生理弯曲部,清除多发性胆总管结石时更为便利。整套器械供一次性使用,结石坚硬时可配合枪式把手进行碎石,操作简单,操作中护理配合同绞盘式碎石篮。

六、取石球囊导管

肝内胆管结石、胆泥或残留小结石碎片常需借助导丝引导球囊导管(图 5-24)进行取石。

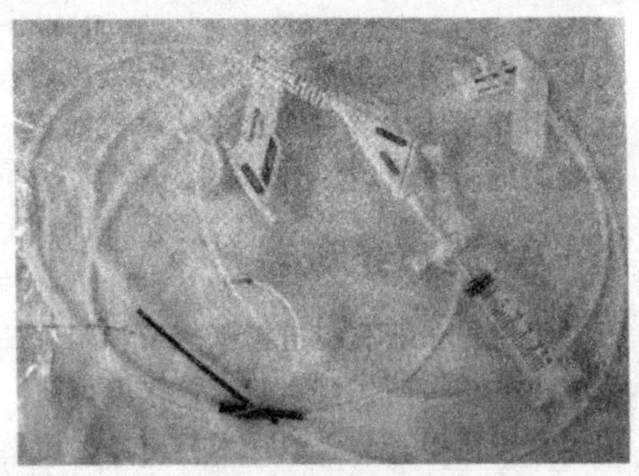

图 5-24 取石球囊导管

(一)取石球囊导管的构造

现在球囊导管都可通过导丝,导管远端有一球囊,近端接头部有两个或三个腔道,分别用于注气、注造影剂和通过导丝,单独腔道的设计可以减少气泡及粘连,便于造影和取石;球囊的两端各有一个不透 X 线的标记,便于在 X 线下定位;球囊容量通常定额在 3～5mL,有专用注射器,避免过度注气导致球囊破裂。

(二)取石球囊导管的操作护理配合

(1)使用前确认球囊的容量,检查球囊是否漏气.管道是否通畅。确认球囊导管状态正常后抽净球囊中的空气，递给术者插入胆道中。

(2)在X线监视下，待球囊越过结石后，按球囊的容量或胆道扩张情况注气，锁定三通接头，术者上下牵拉球囊，取出结石。

(3)如遇上结石坚硬，容易使球囊破裂，在X线下看不到球囊充气影，应更换球囊或改用取石网篮取石。肝内胆管取石时，先将导丝越过结石区后借助导丝的引导套入球囊导管进行取石。

(4)结石取出后再造影，因乳头括约肌的切开往往造成造影剂外泄，此时应选用球囊导管造影。术者将球囊导管插至胆总管上段，助手将球囊注气固定好，往造影剂腔道内注射造影剂，术者缓慢向下拉球囊导管，助手注射造影剂的速度应与术者下拉导管的速度相一致，使胆管完全充盈，直到球囊到达壶腹部。

七、鼻胆引流管

鼻胆管引流是在ERCP基础上开展的一种简便、安全、有效的胆道引流术，可迅速解除胆道梗阻，降低胆道压力，控制感染和缓解梗阻性黄疸，并在预防胆瘘、ERCP术后并发症等方面起着重要作用。

(一)鼻胆引流管的类型及构造

鼻胆引流管(图5-25)由全显影的聚乙烯塑料制成，外径有5F、7F、8.5F和10F，长度约250cm，头端部有a形、猪尾形等，先端部有多个侧孔，以利于胆汁引流。另外，附件还有引导管、三通接头部。

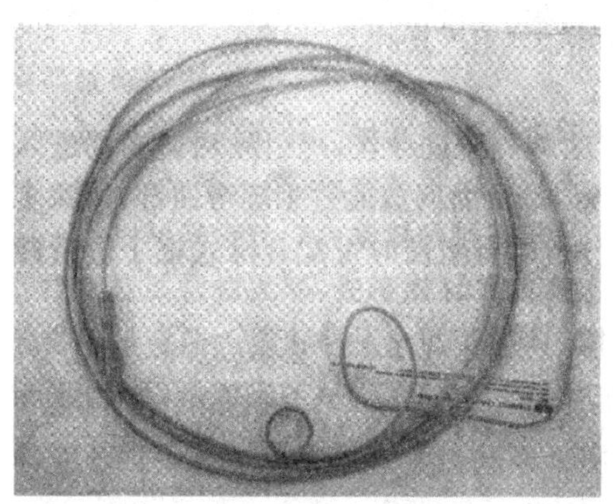

图5-25　鼻胆引流管

(二)鼻胆引流管的操作护理配合

(1)鼻胆引流管应无菌一次性使用，检查外包装完好无破损。保留导丝在胆总管内，生理盐水冲洗鼻胆引流管内腔，将鼻胆引流管的头端从导丝尾端穿入，在X线监视下术者将鼻胆引流管往前送，助手缓慢回收导丝，使导丝位置保持不动，待术者将鼻胆引流管先端送达合适位置后，导丝撤离胆道使鼻胆引流管先端自然成圈。

(2)术者在X线监视下边退内镜边送鼻胆引流管，待鼻胆引流管完全送入钳道管入口时助手才全部撤出导丝。内镜全部退至口腔时，助手在口腔外固定鼻胆引流管，取出牙垫，将引导管从一侧鼻孔插入至口咽部口腔中拉出，鼻胆引流管末端插入引导管侧孔中从鼻腔拉出，检查管道是否在口腔内盘曲，用胶布分别在鼻翼、脸颊固定引流管，接引流袋。

八、胆道扩张器

胆道扩张器有胆道扩张探条和胆道扩张球囊导管。胆道扩张探条用于胆道肿瘤狭窄扩张或支架植入前扩张。胆道扩张器可防治肝胆管结石合并胆道出血术后再出血。于出血部位预置胆道扩张器是治疗术后出血的简单、有效方法，可作为胆道再出血的防治措施之一。

(一)胆道扩张探条

胆道扩张探条的探条外径有 7F、8F、8.5F、10F 和 12F，长度 200cm，导管中央可进导丝，先端光滑呈锥形，距离先端约 4cm 处有一金属环，在 X 线下可清晰定位。

(二)胆道扩张球囊导管

胆道扩张球囊导管(图 5-26)包括球囊导管、专用注射器和压力表。球囊导管先端带有长形球囊，一般长为 20～50mm，直径 4～8mm，球囊两端有不透 X 线的标记，导管为舣通道，可进导丝。

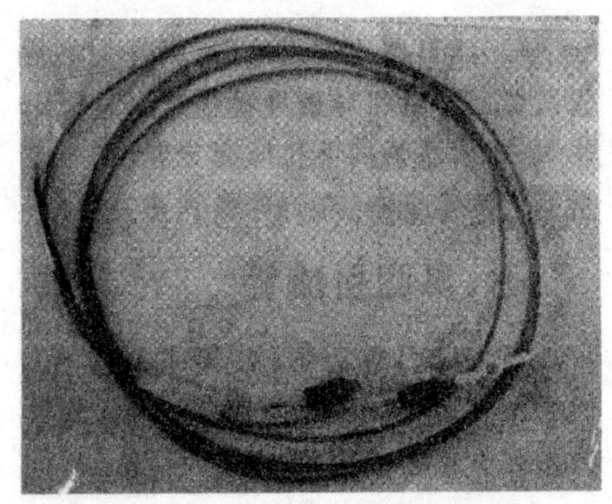

图 5-26　胆道扩张球囊导管

(三)胆道扩张器的操作护理配合

(1)胆道探条扩张操作较简单，首先行常规插管造影，了解胆道梗阻的部位及狭窄段长度。使用超滑斑马导丝插至梗阻部位以上，再插入配用的胆道扩张探条行狭窄段扩张 5～10min。

(2)使用胆道扩张球囊导管时，应先检查球囊导管外观有无破损，将压力表与导管的球囊注气接口相连接，另一接口连接注射器，向球囊中注气 3～5mL，观察压力表有无上升，球囊有无漏气；另接一支 5mL 注射器吸 5mL 生理盐水注入导管腔，观察导管有无漏水，置于治疗车上备用。

(3)胆管内保留导丝，由尾端插入球囊导管先端，注意保持导丝的位置，在 X 线下球囊中部的狭窄区接上压力表，向球囊内注气或水，压力达到 1.0MPa，球囊原先成腰形的部分消失，保持 2～3min，放气或放水，间歇 30s 后再扩张一次，一般可见乳头被扩张部位有少许渗血。扩张完毕，退出导管和导丝。

九、胆道内支架

大多数恶性肿瘤所致的梗阻性黄疸已经失去了外科手术的机会，内镜下胆道内支架置入术越来越广泛地应用于临床。通过放置内支架解除胆道的梗阻，减轻或消除黄疸，改善患者的全身状况，为下一步治疗创造条件，提高生活质量，延长生存期。内镜下胆管引流术有鼻胆管外引流术和胆道支架内引流术。胆道支架内引流根据所用材料不同，又可分为塑料胆道内支架和金属胆道内支架引流。

(一)塑料胆道内支架

塑料胆道内支架多采用 FEP 塑料制造，可塑性强，排异性低。外形有直形、弧形和猪尾形。支架两端有侧翼，侧翼有单翼和多翼，多翼多层称为“圣诞树”(图 5-27)。其外径有 7～14F，长度有 5～20cm 多种。该产品采用双层结构设计，引流性优良的内层可减轻胆汁的堆积和堵塞；外层和内层之间的不锈钢金属网可提高引流管的硬度和弹性，使插入变得容易。

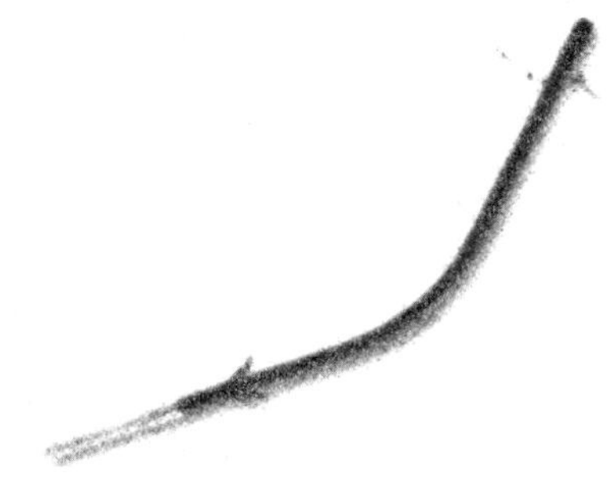

图 5-27 “圣诞树”支架

(二)不锈钢自膨式 Z 形胆道内支架

不锈钢自膨式 Z 形胆道内支架(图 5-28)全套由 Z 形胆道内支架、支架负载器、导丝、导丝外套管、推送器、支架引导集合管组成。Z 形胆道内支架结构与食管 Z 形支架相似，膨胀后直径为 8～10mm。

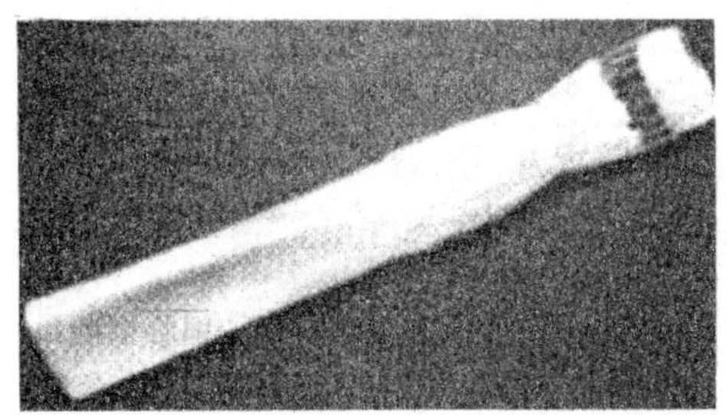

图 5-28 不锈钢自膨式 Z 形胆道内支架

(三)记忆金属胆道内支架

记忆金属胆道内支架(图 5-29)为钛镍合金丝编制成的网格状筒状支架，该金属具有温度记忆功能。先将其在特定条件下加工成一定的形状，如将其置于 0℃的冰水中，材料变得十分柔软，可对其任意塑形；将其置于 37～40℃时，该金属可根据其记忆恢复至原来加工成的形状。全套由记忆金属胆道内支架、支架负载器、导丝、导丝外套管、推送器、推送器外套管组成。

(四)胆道内支架的操作护理配合

1.塑料支架

(1)根据 ERCP 显示的狭窄范围和长度,选择合适长度的支架。

(2)X 线监视下,导丝越过胆管狭窄段,将塑料支架放在推送器前端在导丝引导下插入推送器,直到支架达到狭窄部,调整至最佳位置,固定导丝和推送器内芯,分离推送器外套管,支架植入。

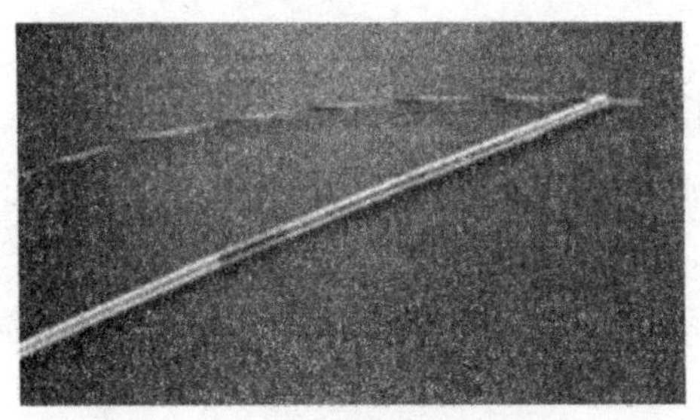

图 5-29 记忆金属胆道内支架

2.金属支架

(1)金属支架经释放就不能取出,相对塑料支架而言,金属支架价格相对昂贵,故术前患者预计生存期应大于 3 个月。对于胆道下端梗阻的患者,放置前应做乳头括约肌中切开或小切开,可防止堵塞胰管开口。支架长度以支架上、下各超过狭窄段长度 2cm 为宜,过长可能引起肠道穿孔,过短则肿瘤在短期内可因生长进入支架而引起堵塞。

(2)支架成功放置的关键在于将超滑导丝顺利越过狭窄段胆管。

(3)在导丝引导下将带有金属支架的推送器先端插入导丝的末端,沿导丝送入推送器,在 X 线监视下进行操作,待支架送达病变部位后,依术者嘱咐缓慢退出推送器外套管,释放支架,X 线下见支架完全扩张后,退出推送器和导丝。

十、胆道细胞刷

在 ERCP 治疗过程中,遇到胆道狭窄或梗阻,为获得胆道内组织细胞学标本,常需用到胆道细胞刷。

(一)胆道细胞刷的构造

胆道细胞刷(图 5-30)先端呈子弹头形,容易插入胆道。有 X 线下显影的鞘管造影剂管腔或导丝管腔,细胞刷带有外套管,用于在 X 线监视下采集组织标本,刷取细胞后刷子可退回外套管中,在退出细胞刷时不会污染钳道管,刷取细胞后不用退出内镜可继续进行其他操作。

(二)胆道细胞刷的操作护理配合

(1)检查胆道细胞刷是否完好,严格消毒灭菌。

(2)在导丝引导下送入细胞刷,到达病变部位,伸出刷子沿着胆道管壁反复刷拭,刷取细胞后刷子退回外套管中,从内镜钳道口中撤出。

(3)收集标本,将刷子从外套管内伸出,涂于玻片上,存于 95%乙醇溶液中固定送检。

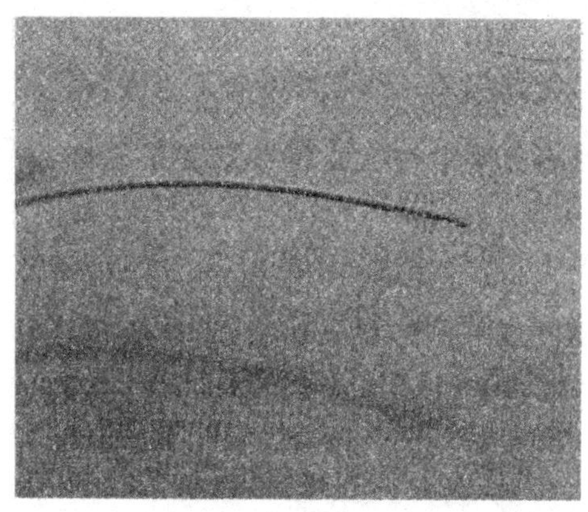

图 5-30 胆道细胞刷

十一、其他

另外，在行 ERCP 相关治疗中还会运用到其他一些附件，如活检钳、注射针、电凝器等都是比较常用的，具体的类型及操作配合已经在书中详细介绍。ERCP 的成功、附件的正确使用及与术者的密切配合关系密切，都需要很熟练的操作技术。

第五节 食管狭窄球囊扩张术附件的介绍及使用方法

食管狭窄病因很多，其中以食管肿瘤、食管动力障碍、食管胃吻合术后吻合口狭窄、食管炎或烧伤所造成的瘢痕狭窄等最为常见。食管狭窄的最主要临床症状是吞咽困难，而吞咽困难极大地影响患者的生活质量。内镜治疗的主要目的就是解除患者的吞咽困难。目前内镜下食管狭窄的治疗方法主要包括内镜下扩张术和支架置入术。内镜下食管狭窄行食管扩张术包括探条扩张和球囊扩张。

一、探条式扩张器

探条式扩张器多由金属或聚乙烯等材料制作而成，为中空的探条。它由外径不同的 8 根探条和一根导丝组成，另配清洁用的刷子和钝头注射针头。扩张器的形状特点是前端呈锥形，为中空管，可以通导丝，质软而有韧性，其纵轴方向十分柔软，可以随意弯曲，但其横轴方向却又十分坚硬，无法压缩，这种特性提高了它在扩张时的安全性和有效性。有不透光标志，可以在 X 线下进行操作。

(一)探条式扩张器的类型及结构

探条式扩张器的探条直径分别为 5mm、7mm、9mm、11mm、12mm、14mm、15mm 和 16mm，长度有 70cm 和 100cm 两种。探条的先端尖而细，逐渐变粗至探条的规格粗细，由细变为规格粗细处有一不透 X 线的标记。使用 Savary-Gil-liard 扩张器需在 X 线监视下进行操作。标准配套中含有一条 Eder-Puestow 导丝，导丝为不锈钢制成，质地较硬，通过性好，前端为弹簧，柔软而有弹性，避免对胃壁的损伤。另外，配备清洗刷和专用钝性针头以便于冲洗探条的中心管道。

(二)探条式扩张器的操作护理配合

(1)因探条不能高温高压灭菌,在使用前应再次清洁。每根探条均用75%乙醇溶液擦洗和灌洗中央管道,置于消毒的治疗单上备用。

(2)检查引导钢丝是否平直,有无折痕成角,导丝的先端软性部分有无损坏,发现异常应更换导丝。除配备的金属导丝外,根据各种不同情况的食管狭窄,最好配备多种不同类型的导丝,如黑泥鳅导丝、黄斑马导丝等。

(3)进导丝最好在X线监视下扩张。术者插镜观察食管狭窄情况后,助手将引导钢丝的软性头端递给术者,术者将导丝经内镜活检孔插入,在内镜直视下将导丝的前端插入狭窄处,使导丝柔软部必须进入狭窄段以下1.5cm以上。在导丝保持不动的情况下退出内镜,助手应与术者配合密切,退镜和送导丝速度要一致,保持导丝在胃腔内不打弯,直到内镜完全退出。术者在口腔外固定导丝,勿从口中滑出。将中空的探条式扩张器捕入导丝,并沿导丝慢慢将探条的扩张部送入,直到探条的体部通过狭窄口。数秒或1～3min退出扩张器,仍需保持导丝位置固定不变,以此逐步增加扩张器直径,狭窄逐步扩开,此过程应在X线监视下进行,使导丝和扩张器的方向和位置无误。扩张完毕后扩张器连同导丝一起退出,再捕镜复查。一般以5～7天扩张一次为好。

(4)扩张时由细到粗逐条扩张。根据病情需要选择探条递给术者,探条头部的中孔插入导丝的尾部,在X线监视下均匀向前推进,直至探条标记越过食管狭窄段,记下探条插入的深度。探条推进时应注意缓慢往外抽拉固定导丝,防止导丝插入过深;退探条时也要用力均匀往前送导丝,勿使导丝同时带出体外。第二条探条扩张时送入的深度与第一条同样即可。

(5)退导丝全部扩张完后,导丝与最后一条探条一起退出。术者再次进镜复查。

二、球囊扩张导管

球囊扩张器目前主要有两种类型:一种是可以通过内镜活检孔,增加球囊内的压力而改变球囊的直径,长度为5～10cm,该球囊可以用于各种狭窄,如食管烧伤后狭窄,肿瘤性狭窄等;另一种是不能通过活检孔的大球囊,外径分别为3cm、3.5cm和4cm,有3个刻度,也有不透X线的标志,扩张时使中问的标志位于狭窄处,这种球囊扩张器多用于贲门失弛缓症的扩张治疗。使用经活检孔的扩张器是可以通过导丝或内镜直视下将球囊放置在狭窄的口卜逐渐进行扩张治疗。贲门失弛缓症的扩张可以通过内镜活检孔置入导丝,退出内镜,沿导丝送入球囊,然后可以再次进镜,在内镜直视下进行扩张,也可以在X线引导下将球囊送入食管,置中间的刻度于食管的狭窄处再进行扩张。每次维持数秒至3min,随后再次扩张,反复扩张2～3次。

(一)球囊扩张导管的类型及结构

Cook公司生产的球囊扩张导管(图5-31)可反复使用,该导管在尖端有充气球囊,囊径30～35mm,可用3～5个大气压,在内镜下或X线下监视,将痉挛的贲门口调至球中间,可见球囊被挤压的腰部,充气加压1～2min,即可放气。该产品为快速交换型球囊扩张导管,由TIP头、球囊、球囊内外管、金属导管、护套和接头组成,球囊位置有两个铂/铱合金的不透射线标记。TIP头和球囊内、外管的材料为聚醚酰胺嵌段共聚物，球囊的材料为尼龙，金属导管的材料为304不锈钢。

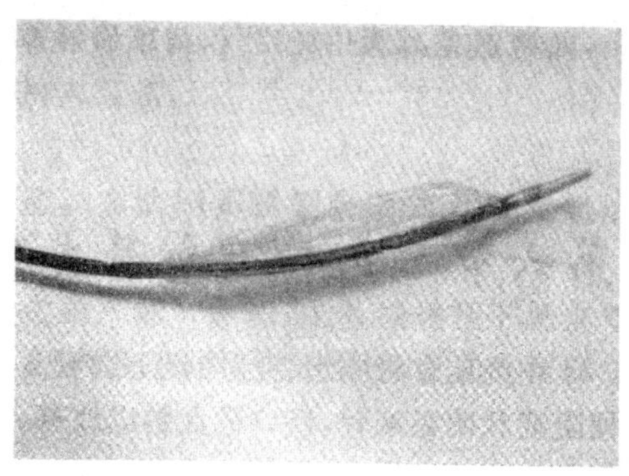

图5-31　球囊扩张导管

（二）球囊扩张导管的操作护理配合

（1）插镜、送导丝、退镜同探条扩张术。

（2）将导管尾部注气腔接上专用三通器，注气，连接压力表，检查球囊压力，记录球囊的注气量。放气，在球囊外涂上硅油或润滑剂。

（3）导丝尾部插入球囊导管先端管腔中，沿导丝送入球囊导管。在X线下可见球囊两端的标记，在第一个标记通过横膈平面以下约2cm时，挤压压力表球囊注气，如果球囊中部成腰形，说明球囊位置正确；如果成腰偏高或偏低，应调整球囊位置再注气，压力一般达到0.28MPa，维持1min，放气；再注气、放气，反复2～3次。扩张期间应注意患者的反应，一般以感到疼痛为止。

（4）扩张完毕，术者将球囊和导丝一起退出，复查内镜，注意贲门撕裂情况。

三、CRE三级扩张球囊导管

CRE三级扩张球囊导管是一种可经钳道管插入，通过内镜的扩张球囊导管。球管直径随球囊压力不同有三种等级，可以在内镜直视下进行扩张，不需X线监视。一般适用于食管癌吻合口狭窄的扩张。

（一）CRE三级扩张球囊导管的类型及结构

（1）球囊构造有不同规格，直径分别为15mm、16.5mm、18mm.球囊长度8cm，球囊导管全长180cm，管道直径2.0mm。

（2）使用配备大管道治疗内镜、球囊导管、带50mL注射器的专用压力枪。

（二）CRE三级扩张球囊导管的操作护理配合

（1）术前测定球囊的注气量及压力。

（2）插镜达狭窄部位上方，抽空球囊内空气，外层涂以硅油或润滑剂，递给术者，经钳道管插入至狭窄部位。

（3）扩张：将球囊导管越过狭窄部位，注气、充气2min，再充气、放气，反复多次后，狭窄处黏膜撕裂，内镜可顺利通过，说明已达扩张目的。

（4）抽空球囊中的空气，将球囊导管从钳道管中撤出。

第六节　内镜下食管支架置入术附件的介绍及使用方法

中晚期食管癌患者经内镜下食管支架置入术，使得患者的进食情况得到改善，术后患者梗阻症状明显减轻，经口进食得以改善，从而提高了患者的生活质量。内镜下食管狭窄行食管支架有两大类：一类是硅胶支架；另一类是可膨胀金属支架，包括不锈钢自膨式金属支架和记忆金属支架。

一、食管支架的类型及结构

1.硅胶支架

有多种型号和规格，价格便宜，可从食管内再取出。因硅胶太柔软，为增加其支撑力，在内部加尼龙或金属弹簧圈。其植入器较粗，植入时患者痛苦大，现已很少应用。

2.不锈钢自膨式金属支架

不锈钢自膨式金属支架又称Z形支架，为覆盖硅胶膜的带膜支架。用不锈钢弯成多个Z形钢丝，每个Z形钢丝长约5cm，数个Z形钢丝相瓦连接成一图，形成一节，两节以上可组合成一完整支架。Z形钢丝之间空间大，其膨胀力强，可压缩至很细，压缩植入器中长度不发生变化，待压力解除后，钢丝可因自身的弹力作用膨胀，恢复到原来的圆筒形状。植入技术简单。

3.记忆金属支架

记忆金属支架为覆盖硅胶膜的带膜支架，由钛镍记忆金属制成，利用其有温度形状记忆的功能，将其编制成筒状，压缩后装入细径植入器中，在体内释放后，体温使其恢复对形状的记忆，恢复到原来的圆筒形状，将狭窄段撑开。此类支架为一体式，支架已安装在植入器上，不需另外安装。操作简单，但价格昂贵。

二、食管支架的操作护理配合

1.不锈钢自膨式金属支架的操作护理配合

（1）在内镜及X线下经活检孔先置入引导钢丝（导丝），退出内镜，导丝留于食管内，在导丝外再插入内镜，同时沿导丝下球囊扩张器，使狭窄部扩张到支架置入器可通过的直径，多用探条扩张术，扩张到12.8mm，探条可通过。

（2）进镜观察，了解狭窄段的长度。

（3）定位：有体表定位和体内定位。

（4）留置引导钢丝。

（5）选择支架，根据病变长度选择支架，支架长度应比病变长度长4～5cm。

（6）安装支架，以Wilson-Cook支架为例：①先将锥形头端穿入导丝中；②依次穿入支架、植入器外套管、保险帽、内套管；③将内套管套入外套管中，内、外套管末端之间有保险帽隔住，使内套管不能再向前推；④借助喇叭形的安装漏斗管将支架安装到外套管中，植入器组装完毕。

(7)植入支架协助术者将导丝穿入支架头端孔中，向前推进支架植入器，进入口腔时将患者下颌稍往上抬，将植入器送入食管，在X线透视下见支架到达病变部位，调整支架位置使支架中点基本与病变中点吻合，助手撕开保险帽，缓慢退出植入器的外套管，支架释放，待支架完全张开后，将植入器连同导丝一起退出，支架植入完成。

2.不锈钢自膨式金属支架的操作护理配合

(1)先行食管扩张术、定位、留置导丝、选择支架。方法同不锈钢自膨式金属支架植入术。

(2)植入支架时将支架先端中孔穿入导丝尾部，送植入器入食管，在X线透视下见支架到达病变下缘2cm左右时，退出外套管，支架释放，边释放边调整支架位置，直到支架释放完毕。

三、支架植入术要配备的附件

附件有引导钢丝探条式扩张器、支架植入器、支架复位器(为一粗大的球囊，当支架植入位置不当时，可将球囊送至支架中央，充气往外拖拉球囊以带动支架，达到调整支架的目的)。食管内支架置入术后并发症除出血、穿孔外，还需注意支架移位、滑脱及支架堵塞。防止支架移位及滑脱，在植入支架时必须注意以下几点：①必须选择合适的支架，使支架与食管紧密结合。②记忆合金支架遇冷可出现回缩，因此应注意避免进食过多冷饮等。③严格掌握适应证，对良性病变，如贲门失弛缓症，当反复多次扩张仍无效时再考虑置入支架。

第七节　内镜下放置空肠营养管附件的介绍及使用方法

经皮内镜下空肠造瘘术(PEJ)，是一项无须外科手术和全身麻醉的造瘘技术。操作简便、快捷、安全、成功率高，仅在胃镜室或床边局麻下就可进行，患者易于接受。该技术既能改善患者的营养状况，又能确保患者良好而足够的营养供给，对疾病的治疗和病体的康复都起到了非常重要的作用，是一项值得推广的内镜下治疗技术。进行经皮内镜下空肠造瘘术的开展，需要相应的附件配合，常运用的附件有鼻空肠营养管、胃空肠造瘘管、活检钳、导丝、穿刺针、圈套器等，下面主要对鼻空肠营养管和胃空肠造瘘管进行介绍。

一、鼻空肠营养管

(一)鼻空肠营养管的类型及结构

鼻空肠营养管(图5-32)是由同心的不同直径的内管和外管构成，外管的下端为一具有记忆功能的螺旋管，借助胃肠的蠕动向下运动，螺旋管的尖端为不透放射线的材质构成，方便透视和造影，螺旋管尖端的侧壁有螺旋管侧孔，可进行鼻饲。在外管相当于胃管的长度侧壁有数个侧孔，借助外管和内管之间的空隙，起到引流胃液的作用，内管的下端位于外管侧孔的下方，中空的内管下端外侧与外管之间封闭，阻止营养液反流，内管中可置入导丝，直达螺旋管的尖端，便于经鼻孔留置和胃镜下的操作。

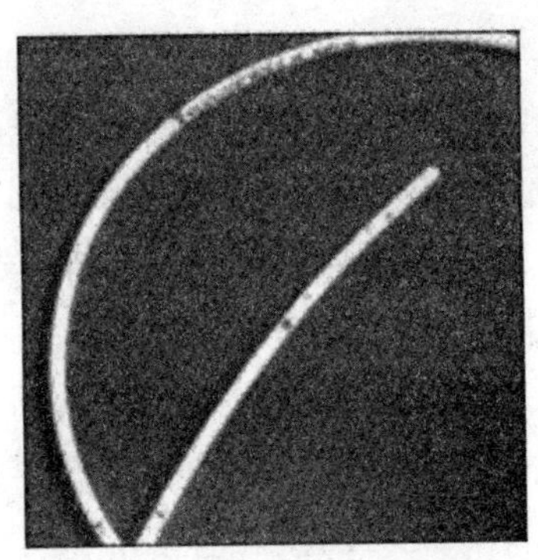

图 5-32　鼻空肠营养管

(二)鼻空肠营养管的操作护理配合

(1)体表定位:患者取左侧卧位,术者插入胃镜转平卧位,头部抬高 15°～30°并左转,双腿伸直。向胃腔注气,使胃前壁与腹壁紧密接触。胃镜在胃内前壁窦-体交界处定位。同时在体表左上腹腹壁透光处,确定穿刺点。助手在腹壁透光处用手指按压此点,术者在内镜直视下可见胃腔内被按压的隆起,指导助手选定体表最佳位置(通常在左上腹,肋缘下,中线外 3～5cm)。术者固定胃镜前端,协助术者将圈套器经胃镜活检孔插入胃内,并张开置入胃内被按压的隆起处。

(2)再次插入胃镜,适量吸气后将活检钳经胃镜活检孔插入胃腔,经造瘘管突出腹壁外,在腹壁外钳住导丝,将导丝插入胃腔内,在胃镜直视下经胃窦、幽门、十二指肠水平部渐渐送至空肠。

(3)在造瘘管内的导丝引导下,再将小肠管送至十二指肠水平部以下至空肠固定小肠管后,保持小肠管或鼻胆管位置不变,拔出导丝缓慢退出胃镜。(注意:退镜时不要将小肠管退出。)

(4)在口腔外用活检钳夹紧小肠管或鼻胆管头端,然后从腹部经皮内镜造瘘管口外轻轻牵拉活检钳及小肠管或鼻胆管于腹壁外。

(5)调整小肠管的位置,并在腹壁外固定。

二、胃空肠造瘘管

经皮内镜引导下胃空肠造瘘术(percutaneous endoscopic j cj Llnostomy.PEJ)是通过 PEC 管内置入 1 根空肠营养管,在胃镜辅助下,利用异物钳抓住导管,逐渐将其送入空肠上段,通过胃空肠造瘘管进行肠内营养,也可通过胃造口管进行胃减压引流。适用于胃排空障碍、胃出口不全梗阻、有反流误吸危险的患者。

(一)胃空肠造瘘管的类型及结构

胃空肠造瘘管由透明聚酯导管、穿刺针、固定盘、安全夹、接头组成。

(二)鼻空肠营养管的操作护理配合

(1)术前腹部 CT 检查帮助定位上腹空肠襻的位置。

(2)依靠仔细、反复的指尖按压,内镜下可见空肠黏膜有尖锐的突起变化,表明是理想的穿刺点。

(3)采用安全通道法进行细针穿刺。

(4)安全通道建立后,用带外鞘的粗穿刺针穿刺空肠,由于空肠内腔小、易蠕动,因此,直接穿刺空肠比穿刺胃部困难。

(5)用细穿刺针穿刺空肠后,不退针,用异物钳抓住,使空肠与前腹壁相贴,此时,细穿刺针起到定向及固定的双重作用,采用快速、突刺空肠的方法。

第六章　消化内镜的消毒与保养

内镜的消毒是从20世纪60年代开始，当时主要以肥皂水、乙醇等为主，可以起到初步的清洁作用，无法达到灭菌的目的，高效的消毒剂很少使用。20世纪70年代，部分医院开始使用戊二醛等消毒剂对内镜进行浸泡消毒，但是当时的内镜不能进行全浸泡，其内部的复杂管道难以消毒。直到1988年，随着全浸泡内镜的使用，内镜的消毒才开始规范化。1993年美国消化内镜学会统计：内镜相关感染的发生率是1/180万，1994年美国的FDA制定了较为全面的内镜消毒规范，成为目前许多国家制定规范的蓝本。我国从1997年开始制定规范，2004年进行修订，都是以1994年FDA制定的《内镜消毒规范》为基础，而原卫生部制定的《内镜清洗消毒技术操作规范》(2004年版)(下面简称为《规范》)是目前各个卫生单位必须严格遵照执行的制度。近年来有关幽门螺杆菌、肝炎病毒(HBV和HCV)、人类免疫缺陷病毒(HIV)等可能经内镜传播的问题，已成为医学界、患者和社会媒体关注的热点。

第一节　消化内镜室的感染管理

内镜作为一种进入人体腔的仪器，其构造复杂，不能耐高温、高压，只能采用某些化学消毒剂浸泡，又由于其使用频率高，如果冲洗不彻底、消毒时间不足将会导致消毒灭菌不彻底而引起医院感染，因此做好内镜室的消毒管理是预防医院感染的重要环节之一。内镜室各室应布局合理，清洁区、污染区应区分明确，图示标志清楚。内镜诊疗工作应当分室进行，上消化道、下消化道内镜的诊疗室尽可能分开，如不能分室进行，应当分时间段进行。内镜的存放必须做到清洁、干燥、无菌，室内应配置紫外线灯管、通风设备、除湿设备。

一、内镜感染控制的目的和原则

1.目的

保障医疗质量和医疗安全，防止交叉感染。

2.原则

控制感染源、切断传播途径、保护易感者。

二、内镜中心的消毒管理制度

(1)消毒剂浓度必须每日定时监测并做好记录，保证消毒效果，消毒剂使用的时间不得超过产品说明书规定的使用期限。

(2)消毒后的内镜应当每季度进行生物学监测并做好监测记录，合格标准为细菌总数＜20cfu/件，不能检出致病菌。

(3)灭菌后的内镜应当每月进行生物学监测并做好监测记录，合格标准为无菌检测合格。

(4)清洗池周边是铜绿假单胞菌等革兰氏阴性菌易繁殖的环境，在使用完以后，要将清洗池内部清洗干净。

三、内镜的消毒效果监测

1.采样方法

(1)有管道内镜的采样方法：采样部位为内镜的管道内腔面。用无菌注射器抽取10mL采样液（含与所使用消毒剂相应中和剂的磷酸盐缓冲液），从被检内镜活检孔道入口注入，用无菌试管从活检孔道出口收集，立即送检。

(2)无管道内镜的采样方法：采样部位为内镜的外表面。用沾有采样液的棉拭子，涂擦被检内镜插入部的全部外表面，剪去棉拭子手接触部分，将棉拭子投入含10mL采样液的采样管中，及时送检。

2.菌落计数检测

样品采集后应在2h内处理。将40～45℃熔化的营养琼脂培养基倾注于无菌平皿中，每平皿15～20mL，冷却备用。在无菌操作条件下，将0.45μm滤膜放入过滤器中，将待检样液充分混匀后倒入过滤器中，完成过滤后将滤膜贴在平皿的培养基中间，翻转平皿使底向上，置于(36±1)℃恒温培养箱内培养48h；计算菌落数。结果计算：菌落数(cfu)/镜-滤膜上生长的菌落数。

3.病菌检测

将送检液用旋涡器充分振荡，取0.2mL分别接种于90mm的平皿和55mm的平皿中，涂布均匀，在35℃环境下培养48h，观察有无致病菌生长。消毒合格标准：细菌总数≤20cfu/件。

四、内镜中心工作人员的感染防护

(一)防护的原则

1.标准防护

所有的患者均视为具有潜在感染性的患者，须采取防护措施；强调双向防护，既要预防疾病从患者传至医护人员，又要防止疾病从医护人员传给患者。

2.分级防护

根据医用器械对人体的危险程度采取分级防护措施。

(1)高度危险物品：穿过皮肤或黏膜进入无菌组织或器官内部，或与破损的组织、皮肤、黏膜密切接触的器材和用品。

(2)中度危险物品：仅与皮肤、黏膜接触，不进入无菌的组织内。

(3)低度危险物品：仅直接或间接地和健康无损的皮肤接触，包括生活卫生用品等。

(二)防护用品

(1)防护服：为患者进行检查治疗时，需穿体液不能通过的未灭菌的衣服。如衣服被污染要马上更换。防护服应穿脱方便、结合严密，袖口、脚踝口采用弹性收口，具有良好的防水性、抗静电性、过滤效果，且对皮肤无刺激。

(2)防护口罩:应当配鼻夹,具有很好的表面抗湿性,对皮肤无刺激。

(3)防护帽。

(4)防护眼镜:视野应宽阔、透亮度好,有较好的防溅性能。

(5)手套:为医用一次性乳胶手套,应一用一更换。

五、内镜室消毒隔离措施

(1)需制订和完善内镜室管理的各项规章制度,并认真落实。

(2)相关工作人员,应当严格遵守内镜清洗消毒的有关规章制度,接受相关的医院感染管理知识培训,加强对内镜清洗消毒的知识学习。

(3)分设单独的内镜诊疗室和清洗消毒室(图 6-1),清洗消毒室应当保证通风良好。清洗消毒室的通风要求,室内为负压,换气次数为 10～12 次/h,换气量为 2 次/h。

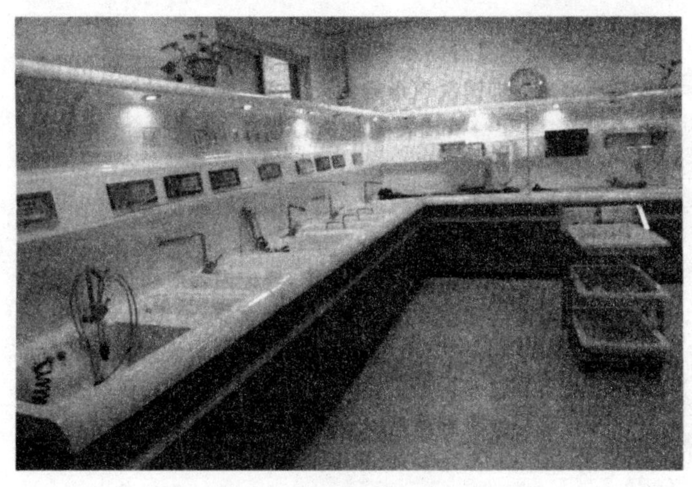

图 6-1　内镜清洗消毒室

(4)工作人员清洗消毒内镜时,应当穿戴必要的防护用品,包括防护服、防渗透围裙、口罩、帽子、手套等。

(5)内镜及附件的数量应当与医院规模和接诊患者数相适应,以保证所用器械在使用前能达到相应的消毒、灭菌合格的要求,以保障患者安全。

(6)内镜室的基本清洗消毒设备包括专用流动水清洗消毒槽(图 6-2),负压吸引器、超声波清洗器,高压气枪,高压水枪,干燥设备,通风设施,计时器,消毒、灭菌器械,各种清洗消毒剂,不同型号的注射器,各种类型的刷子、清洁纱布、棉棒等消耗品。同时因部分消毒剂比空气重,需要在消毒室较低的位置,或清洗装置的盖子处设置强制排气口。

(7)内镜及附件的清洗消毒或者灭菌必须遵照以下原则。

①凡进入人体无菌组织、器官或者经外科切口进入人体无菌腔室的内镜及附件必须灭菌。凡穿破黏膜的内镜附件,如活检钳、高频电刀等,必须灭菌。

②凡进入人体消化道、呼吸道等与黏膜接触的内镜,如喉镜、气管镜、支气管镜、胃镜、肠镜、乙状结肠镜、直肠镜等,应当进行高水平消毒。

③内镜及附件用后应当立即清洗消毒或者灭菌。

④使用的各种消毒剂、消毒器械或者其他消毒设备,必须符合《消毒管理办法》的相关规定。

⑤内镜及附件的清洗消毒或者灭菌时间应当使用计时器控制。

⑥对内镜进行清洗时需用流动水清洗。

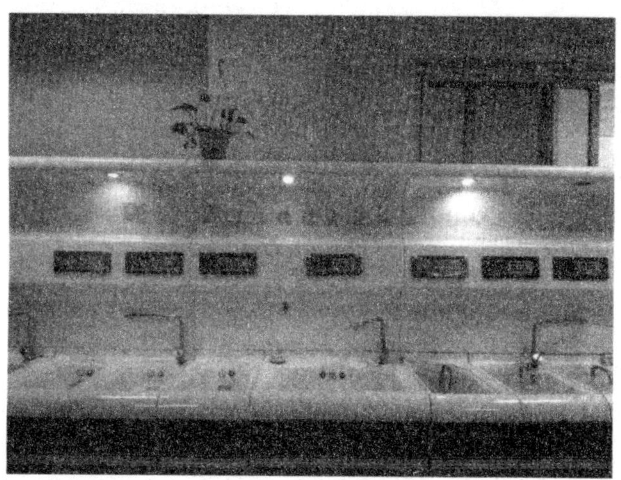

图 6-2　流动清洗设备

(8)内镜室应当做好内镜清洗消毒的登记工作,登记内容应当包括:就诊患者的姓名、使用内镜的编号、清洗时间、消毒时间以及操作人员的姓名等。

六、内镜使用及存放的环境要求

内镜的使用及保管环境最需要考虑的因素有三个,温度、相对湿度和气压。使用和保管时的环境温度要求在 10～40℃,温度过低时,内镜插入管会变硬,低于零下 10℃时会造成部分零件损坏。使用时要求相对湿度为 30%～85%,保管的环境要干燥,如我国南方地区在阴雨连绵的天气时,湿度较大,内镜存放的环境应该抽湿或放干燥剂,否则容易造成镜头发霉等现象。内镜对气压的要求是 70～106kPa。镜子存放必须是悬吊式(图 6-3),这有利于镜子管腔的干燥,操作部与连接部的镜身必须自然弯曲,否则将影响镜子的使用寿命。

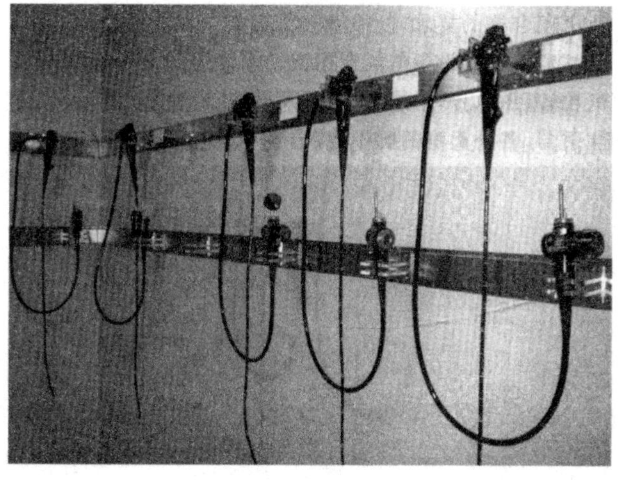

图 6-3　内镜存放

第二节　消化内镜消毒剂的选择

由于内镜构造复杂，不能耐高温、高压，内镜的消毒只限于化学药液和气体两种。消毒剂的选择是直接关系到消毒效果和保证内镜的正常使用寿命的关键环节。

一、消毒剂的选择原则

(1)消毒灭菌的效果要确切。

(2)对内镜的损伤小，最好是无损伤。

(3)对人体无害。

二、消毒剂的使用原则

(1)凡进入人体内无菌组织、器官或接触破损的皮肤黏膜的器械，必须选用高效消毒剂；仅与黏膜接触不进入无菌组织或器官的器械，可选用高效或中效消毒剂；只与皮肤黏膜接触的器械可选用低效消毒剂。同时也要针对不同病原体的抵抗力特点选择有相应杀菌力的消毒剂，针对不同的消毒对象，选择不同的作用时间和有效使用浓度。

(2)应了解消毒剂的理化特性和有效使用期，有挥发性或易分解者宜新鲜配制，按要求密封避光保存。

(3)消毒物品表面的有机物可影响消毒剂的消毒效能，原则上应消毒一洗涤一消毒灭菌，有机物量多时应加大剂量或延长消毒时间。

三、常用的内镜消毒剂

理想的消毒剂应高水平消毒、广谱杀菌、作用快速、不损坏内镜、无毒物残留、环保、价格低廉。理想的清洗剂应低泡或者无泡、安全环保、多酶、pH 值中性、能抑制生物膜。

(一)戊二醛

1.特性

戊二醛(glutaraldehyde)具有消毒效果好、使用方便、价格便宜、性能稳定等优点，为无色或浅黄色液体，有醛气味，易溶于水和醇。对各种细菌繁殖体、芽孢、分枝杆菌、真菌、病毒均有杀灭作用，不损伤内镜，但戊二醛有一定的毒性，对人体皮肤、黏膜有刺激性和致敏性，尤其对呼吸道黏膜有明显的刺激作用，对蛋白质有固定作用，可固化组织，影响肉芽组织再生。作业场所空气中最高允许浓度为 1mg/m3。对金属有一定的腐蚀作用。凡使用戊二醛的房间需要有较好的通风条件，房内安装强力排风扇，消毒槽应加盖。

2.常用规格

(1)碱性戊二醛：常用于医疗器械灭菌，使用前应加入适量碳酸氢钠，摇匀后静置 1h，测定 pH 值。pH 值为 7.5～8.5 时，戊二醛的杀菌作用最强。戊二醛杀菌是其单体的作用，当溶液的 pH 值达到 6 时，这些单体有聚合的趋势，随 pH 值上升这种聚合作用加速，溶液中出现沉淀，形成聚合体后会失去杀菌作用。一般情况下，碱性戊二醛能连续使用 14 天。碱性戊二醛属广谱、高效消毒剂，可用作灭菌剂。

(2)中性戊二醛：由酸性戊二醛加碳酸氢钠调整溶液，pH 值为中性，稳定性好，室温下可使用 3～4 周，可用于物品浸泡消毒或灭菌。

(3)酸性强化戊二醛：2%戊二醛水溶液加入 0.25%聚氧乙烯脂肪醇醚，pH 值为 3.2～4.6，具有良好的杀菌和灭活病毒的作用，对细菌芽孢的杀灭作用仅次于碱性戊二醛溶液。酸性戊二醛溶液稳定性好，室温可储存 18 个月。2%酸性强化戊二醛溶液可直接用于物品的浸泡消毒或灭菌。

3.适用范围

适用于内镜及其附件和其他耐湿不耐热物品的消毒与灭菌。

(1)胃镜、肠镜、十二指肠镜浸泡不少于 10min。

(2)支气管镜浸泡不少于 20min。

(3)结核杆菌、其他分枝杆菌等特殊感染的患者使用后的内镜浸泡不少于 45min。

(4)对需要灭菌的内镜及附件灭菌时，必须浸泡 10h。

(5)当日不再继续使用的胃镜、肠镜、十二指肠镜、支气管镜等需要消毒的内镜应当延长消毒时间至 30min。

4.注意事项

(1)进行消毒或灭菌时，应先彻底清洗，干燥后再进行浸泡消毒或灭菌。

(2)加入 pH 调节剂和防锈剂的戊二醛溶液(pH 值为 7.5～8.5)可连续使用 2 周。

(3)使用时需要监测戊二醛的浓度，浓度若低于 20g/L 不能使用。

(4)戊二醛对皮肤、眼睛和呼吸道具有致敏性和刺激性，能引发皮炎、结膜炎、鼻腔发炎及职业性哮喘，消毒或灭菌处理时医护人员必须戴防护手套和眼镜。

(5)戊二醛能使蛋白质变性凝固，未经洗液擦洗的消化内镜，黏附着的组织和分泌物会因接触戊二醛而凝固成结晶，导致消毒不完全，加速内镜老化，堵塞各管道，使镜面模糊不清，因此在使用戊二醛消毒时，应在消毒浸泡前用洗液进行彻底清洗。

(6)用戊二醛消毒后易在内镜及设备上形成硬结，消毒或灭菌后，需用无菌蒸馏水冲洗，去除残留戊二醛后方可使用，勿用生理盐水冲洗，以防腐蚀、损坏内镜或其他医疗器械。

(二)邻苯二甲醛

1.特性

邻苯二甲醛为新型芳香族醛类化学消毒剂，主要是通过与细菌细胞壁或者细胞膜作用并形成交联结合屏障，造成细菌物质交换功能障碍，导致细菌正常生理功能不能进行，从而促进细胞凋亡。邻苯二甲醛具有使用浓度低、刺激性小、毒性低的优点，能杀灭病毒、细菌、结核杆菌、真菌及孢子，能较迅速地完成高水平消毒，在杀灭孢子时应延长消毒时间。对不锈钢基本无腐蚀，对碳钢、铜轻度腐蚀，对铝中度腐蚀，但是价格较高。

2.适用范围

适用于内镜及其附件和其他耐湿不耐热物品的消毒与灭菌。使用浓度 0.55%，消毒时间

≥5min，温度20～25℃。

3.注意事项

邻苯二甲醛接触到皮肤后，容易使皮肤变为灰色(灰染现象)，数天后颜色消失。当邻苯二甲醛与衣服接触后，会使衣服呈淡灰色，不易清洗，使用时须小心防护，戴手套、眼罩，穿防水围裙。接触其蒸气可能刺激呼吸道和眼睛。

(三)过氧乙酸

1.特性

过氧乙酸属广谱高效消毒剂，为无色透明液体，呈弱酸性，易挥发，有刺激性气味，溶于水，不稳定，易分解，重金属离子可加速其分解，最终降解产物为氧气、二氧化碳和水，过氧乙酸杀菌作用迅速，毒性低，可用于低温消毒。但是过氧乙酸酸味强烈，对皮肤黏膜有明显刺激，同时具有腐蚀和漂白作用，对内镜有一定程度的损伤作用。

2.适用范围

过氧乙酸对所有微生物有效，并且在血液等有机物存在的情况下，其消毒效果不会变弱。适用于各种内镜管道及附件的消毒与灭菌。对于过氧乙酸的使用，浸泡5min即可达到消毒效果，如需杀死孢子，可浸泡10min；非一次性使用的口圈、牙垫可采用2000mg/IJ的过氧乙酸浸泡消毒30min。

3.注意事项

(1)过氧乙酸易挥发，且带有刺激性酸味，应储存于通风阴凉处。

(2)过氧乙酸不稳定，稀释液临用前配制，用前应测定有效含量，根据测定结果配制消毒溶液。稀释液常温下保存不宜超过两天。

(3)过氧乙酸对金属有腐蚀作用，应使用塑料容器盛装。忌与碱或有机物混合，以免发生爆炸。

(4)医护人员应注意避免直接接触此类消毒剂，同时应注意避免接触到这些消毒剂的气溶胶。在接触溶液时应戴防护手套和眼镜，谨防溅入眼内或皮肤黏膜上。如不慎溅及，应立即用清水冲洗。

(5)物品经浸泡消毒后，应及时用清水将残留消毒液冲净。

(6)消毒被血液、脓液等污染的内镜时，需适当延长作用时间。

(7)过氧乙酸对自动消毒机和内镜的某些橡胶或金属(尤其是铜合金)组件有一定的损害作用，这种损害作用大于戊二醛；与某些洗涤剂和消毒剂不相容，在使用时应注意。

(四)环氧乙烷

1.特性

环氧乙烷(ethylene oxide，EO)为无色透明液体，具有芳香的醚味，有很强的穿透力，可穿透聚丙烯、聚乙烯膜、纸张、玻璃纸等。常温时汽化为气体，易燃易爆，空气中浓度达到3%时极易爆炸，为防止环氧乙烷爆炸和燃烧，常加入惰性气体。环氧乙烷为气体杀菌剂，杀菌谱广，杀菌力强，属高效灭菌剂，杀菌原理是通过对微生物蛋白质分子的烷基化作用，干扰酶的正常代谢而使微生物死亡。环氧乙烷消毒浓度为 450mg/L，灭菌浓度为 800～1200mg/l_，环氧乙烷消毒灭菌时，要求严格控制相对湿度为 55%～65%，温度在 50～55℃，作用时间 6h。环氧乙烷在室温条件下很易挥发成气体。

2.适用范围

环氧乙烷不损害消毒的物品，且穿透力较强，对各种细菌、病毒及真菌均有杀灭作用，可用于不耐热的医疗器械的灭菌。例如：电子仪器、光学仪器、生物制品、药品、医疗器械、气管镜、膀胱镜、内镜、手术器械、透析器和一次性使用的诊疗用品等。

3.注意事项

(1)用环氧乙烷消毒所需时间较长，又是易燃的爆炸性气体，在使用过程中必须注意避免火种，温度需维持在 40℃以下，以免发生意外。

(2)环氧乙烷消毒剂有引起流产及致突变作用，故孕妇禁止操作。

(3)用环氧乙烷进行消毒与灭菌时，其安全与环境保护等方面的要求按国家有关规定执行；进行消毒的人员也需经过省级卫生行政部门的专业技术培训。操作时应戴防毒口罩，若不慎将液体落于皮肤黏膜上必须立即用水冲洗。

(4)要注意灭菌物品的质量和厚度，需消毒灭菌的内镜宜平放在环氧乙烷灭菌箱内，减少重叠。

(5)环氧乙烷气体灭菌受使用条件的影响，在使用过程中，应掌握合适的气体浓度、温度和灭菌时间，控制灭菌环境的相对湿度和物品的含水量，以相对湿度在 60%～80%为最好。

(6)环氧乙烷遇水后，形成有毒的乙二醇，故不可用于食品的灭菌。

(五)加速过氧化氢

1.特性

过氧化氢的主要杀菌因子是其分解后产生的各种自由基，因为分解为水和氧气，无残留毒性，为广谱杀菌剂，在低浓度条件下使用无毒性，10～30g/L 时无腐蚀性和刺激性，30～70g/L 时对眼睛有刺激性，当其浓度超过 80g/L 时有腐蚀性，且具有强烈的氧化性。加速过氧化氢(accelerated hydrogen peroxide，AHP)是加拿大企业推出的过氧化氢配方，成功地解决了低浓度过氧化氢溶液使用中存在的问题，AHP 含阴离子表面活性剂和湿润剂、螯合剂和低浓度的过氧化氢，配方中的磷酸基和阴离子表面活性剂提高了过氧化氢的稳定性和杀灭微生物的活性，还有很好的清洗功效，具有很好的稳定性，可储存 1 年以上。

2.适用范围

为广谱、高效杀菌剂，用于内镜及其附件消毒灭菌。

3.注意事项

当加速过氧化氢浓度在 6.4%时，有酸性刺激性气味，对皮肤和眼睛有一定的刺激性。

(六)乙醇溶液

1.特性

消毒常用浓度为 70%～75%的乙醇溶液，它属于中效消毒剂，其杀菌作用较快，消毒效果可靠，对人刺激性小，无毒，对物品无损害。主要消毒原理是破坏蛋白质的肽键，使之变性，可以侵入菌体细胞，解脱蛋白质表面的水膜，使之失去活性，引起微生物新陈代谢障碍。乙醇是医院常用的消毒剂，可用于擦拭内镜外表各部位，亦可用全管路冲洗器注入各管道腔内，消毒管道内腔，但消毒各管道腔时必须先经过物理清洗。在以往的内镜消毒过程中.75%乙醇溶液被作为消毒剂的第二选择，75%乙醇溶液对细菌(包括分枝杆菌)和病毒的消毒作用与戊二醛相当，但它对细菌芽孢无杀灭作用，只能消毒，不能灭菌。也有研究报道，长期接触乙醇会破坏内镜上的黏合剂，损坏密封圈，并使塑料变性。目前的内镜消毒中，75%乙醇溶液被广泛用于内镜的前处理，也有研究认为在两个相邻检查患者之间，在消毒后的内镜内注入75%乙醇溶液80mL，灌流内镜各管道再干燥，消毒效果更佳。

2.适用范围

适用于皮肤、环境表面及医疗器械的消毒。在内镜消毒剂的使用中，75%乙醇溶液适用于内镜表面的擦拭，消毒后管腔内面的冲洗，主要用于促进干燥，方便保存。

3.注意事项

(1)受有机物影响大，易挥发，应置有盖容器中保存，并及时更换。

(2)进入体腔的内镜器械不宜用乙醇消毒灭菌。

(3)浸泡消毒时，物品勿携带过多的水分。

(七)二氧化氯

1.特性

二氧化氯是一种新型高效消毒剂，具有高效、广谱的杀菌作用，是过氧化物类消毒剂。二氧化氯能使微生物蛋白质中的氨基酸氧化分解，从而导致氨基酸链断裂，蛋白质失去功能，使微生物死亡。二氧化氯具有强大的氧化作用，可以杀灭几乎所有的常见致病微生物，如细菌繁殖体、细菌芽孢、真菌、病毒等，还可以作为消毒、防腐剂和保鲜剂。使用二氧化氯为饮水消毒时不仅可杀死水中的微生物，而且能杀灭原虫和藻类，具有提高水质和除臭作用，消毒后也不产生有害物质，国外称它为理想的化学消毒剂。

2.适用范围

可应用于医院、医药工业的消毒，防霉，食品消毒和保鲜，病房终末消毒、除臭，口腔含漱、外科伤口清洗等。

(1)对细菌繁殖的污染，用100mg/L二氧化氯溶液浸泡30min。

(2)对肝炎病毒和结核杆菌的污染用500mg/L二氧化氯溶液浸泡30min。

(3)对细菌芽孢消毒用1000mg,/L二氧化氯溶液浸泡30min。

(4)灭菌浸泡60min。

3.注意事项

(1)杀菌效果多受活化剂浓度和活化时间的影响。消毒前将二氧化氯用10∶1的柠檬酸活化30min才能使用，一般要于活化后当天使用。

(2)对碳钢、铝、不锈钢等手术器械有一定的腐蚀性。用二氧化氯消毒内镜或手术器械后，应立即用无菌蒸馏水冲洗，以免对器械有腐蚀作用。

(3)配制溶液时，避免与碱性有机物相接触。

(4)活化率低时产生有较大刺激性气味。

(八)氧(酸)化电位水

1.特性

氧(酸)化电位水(electrolyzed oxidiizing water，EOW)又称为氧化还原电位水，是一种新型消毒、医疗用水，是在离子膜电解槽中电解低浓度的氯化钠溶液产生，氧(酸)化电位水具有的1050mV以上高氧化还原电位和2.7以下的pH值，使微生物细胞膜电位发生改变，同时还含有一定浓度的有效氯(40～80mg/L)，导致细胞膜通透性增强和细胞代谢酶受到破坏.进而杀灭微生物。据相关文献报道:氧(酸)化电位水对细菌的灭菌作用时间均在30s以内，对乙型肝炎病毒(HBV)、艾滋病病毒(HIV)等在30s内100%破坏或杀灭，10min可杀灭芽孢，杀菌谱广，使用安全，消毒时间较短，对不锈钢基本无腐蚀作用，对皮肤和黏膜无不良刺激，同时它在消毒杀菌后，还可迅速还原成普通水，不会污染环境。因此，利用酸化水对内镜进行消毒的方法，已被许多医院所接受。但是氧(酸)化电位水极易受到有机物的影响，当内镜表面上的有机物过多时，酸性氧化电解水容易失活，用手清洗时，存在无法将有机物去除干净的可能性，同时对内镜有一定的腐蚀性，使镜身表面失去光泽，并造成表皮脱落甚至漏水，镜身表面的金属部件会遭到腐蚀而生锈，有可能造成电路板腐蚀而产生短路。也会造成水气按钮的密封圈老化，使按钮操作失灵。有可能造成钳道管膨胀，使内径变小、质地变软而穿孔。

2.适用范围

目前，在国内普遍的应用是使用酸化水机生成酸化水，在消毒阶段对内镜浸泡消毒。

3.注意事项

(1)在存在有机物质的情况下，消毒效果会急剧下降，为了保证消毒效果，消毒前内镜组件要进行非常彻底的清洗，要在流动的条件下，使用新鲜生成的酸化水消毒内镜，消毒后用过滤水或灭菌水冲洗30s。

(2)去除腔内的酸化水时要用压缩空气吹干内腔及外表面，切记要用吹干的形式，不能用纱布等物体擦拭镜身表面，否则会造成内镜的亲水层脱落。

(3)酸化水机更换电极后，会引起酸化水性质的变化，需要认真地检测和调整(如pH值、有效氯浓度、电位等)，在各种指标均达到标准后方能使用。

(4)酸化水对不锈钢无腐蚀，对其他金属有轻微的腐蚀作用，要使用不透光的塑料容器盛装。

(九)含氯消毒剂

1.特性

含氯消毒剂是一种溶于水产生具有杀灭微生物活性的次氯酸消毒剂，其杀灭微生物的有效成分常以有效氯表示。次氯酸相对分子质量小，易扩散到细菌表面，并穿透细胞膜进入菌体内，使菌体蛋白氧化导致细菌死亡。含氯消毒剂可杀灭各种微生物，包括细菌繁殖体、病毒、真菌、结核分枝杆菌和抵抗力最强的细菌芽孢。含氯消毒剂包括无机氯化物和有机氯化物，无机氯性质不稳定，易受光、热和潮湿的影响，丧失其有效成分。有机氯性质相对稳定，但两者在溶于水之后均不稳定。消毒剂杀灭微生物的作用明显受使用浓度、作用时间的影响，一般来说，有效氯浓度越高，作用时间越长，消毒效果越好。pH 值越低，消毒效果越好；温度越高，杀灭微生物作用越强。

2.适用范围

适用于内镜操作中使用的弯盘、诊断钳等物品的浸泡消毒以及内镜室操作台等表面的擦拭。按不同微生物污染的物品选用适当的浓度和作用时间，选择含氯消毒剂泡腾片浸泡于一定比例的自来水中，将需要消毒的物品完全浸泡于内，有关节的器械应将关节充分打开。

(1)内镜室的地面可以选择 1∶500 浓度的有效氯消毒剂拖地。

(2)内镜室的操作台可以使用 1∶(250～500)浓度的有效氯消毒剂擦拭。

3.注意事项

(1)对呼吸道黏膜和皮肤有明显的刺激作用。

(2)对物品有腐蚀和漂白作用，清洗不干净，有致畸、致癌作用。使用含氯消毒剂时，应戴口罩、手套操作。若不慎溅入眼睛，应立即用清水冲洗。

(3)含氯消毒剂对温度较敏感，低温稳定，高温易分解，宜低温保存。

(4)大量使用会污染环境。

(十)酶洗液

1.特性

酶洗液分为单酶和多酶两种清洗剂，多酶洗液中含有多种蛋白水解酶、脂肪酶、淀粉酶，可在数秒内快速分解各类分泌物、污物及血渍，更适合清洗内镜。用多酶洗液清洗内镜后，内镜表面无肉眼可见的污物残留，除菌率达到 98%以上，可以有效地防止交叉感染。同时多酶洗液具有绝佳的清洁金属、塑料的能力，中性 pH 值，几乎无腐蚀性，可用于各类设备器具。酶洗液在使用过程中，如果进行加热，温度控制在 40℃左右，其活性最好，清洗效果也最佳，浓度的变化有时也能达到意想不到的效果，比如许多酶洗液正常的配比为 1∶200，当使用 1∶50 的浓度以及加热到 40℃的水温时，可以软化并去除残留的顽固型污渍。

2.适用范围

适用于胃镜、肠镜、胸腹镜等各类内镜以及其他各类手术器械的清洗，代替医院传统的器械清洗方式。

3.注意事项

(1)在 pH 值为 5.5～9.0 的环境下可以工作，在 pH 值为 6.5～7.5 时使用效果最佳。在 10～60℃的温度范围内使用效果最好。

(2)多酶洗液应当每清洗 1 条内镜后更换 1 次。

(3)避免接触皮肤和眼睛，操作人员应戴手套和眼罩。

(4)使用前不要接触水等异物，以免使清洗液因生物降解而失效。

(5)每次使用后，旋紧瓶盖。

(十一)蒸馏水

1.特性

在内镜消毒的整个过程中，蒸馏水是重要的清洗液体。无论是选择戊二醛消毒灭菌，还是过氧乙酸，最后的清洁、过滤过程都应使用蒸馏水。蒸馏水是软水，所含矿物质很少，对各种消毒剂几乎没有影响，用蒸馏水清洗能清除内镜上所附有的消毒剂，对内镜没有损伤性。

2.适用范围

适用于内镜操作后的初次清洗消毒处理后的再次冲洗。

3.注意事项

(1)清洗纱布应一次性使用，清洗刷应一用一消毒。

(2)禁止使用非流动水对内镜进行清洗。

第三节　软式内镜的消毒方法

软式内镜种类繁多，所用的材料不能热灭菌，由于镜体的设计复杂，不易清洗消毒，管道表面的凸凹不平直接导致了细菌生物膜的形成，对内镜的清洗消毒造成非常大的困难。如何加强医院软式内镜的清洗和清洗过程中的监控，更好地提高其安全使用率，避免不良反应及并发症的发生，保障医疗安全，是软式内镜清洗消毒的重要问题。

一、软式内镜清洗消毒的常用工具及器具

1.清洗消毒内镜的器皿

《规范》中要求的是“专用流动水清洗消毒槽(4 槽或 5 槽)”，槽的形状可以选择方形或长槽形，但是有一个很重要的原则就是必须将内镜完全放置在槽内进行完全浸泡，尤其是长槽在设计时必须注意槽有足够的宽度和深度；槽的排水口要求有一定的坡度，排水阀口应低于槽底面，不能有存水滞留槽中。槽体的材质要求耐酸碱，表面光滑易于清洁。用于酶洗液浸泡的槽应该设计成能够节约清洗液的结构，可以减少酶洗液的用量而节约成本。

2.水龙头

水龙头的出水设计应尽量柔和，避免水花四溅。如采用长槽清洗内镜，则水龙头可以选择拉伸式，方便对整条内镜的外表面进行全面的清洗。

3.高压水枪

高压水枪(图 6-4)用于清洗内镜的内管道，包括吸引管道和注水气管道。由于各种内镜的管道直径不同，故所能够承受的压力不同，如果高压水枪的水压过大，可能会导致内镜管道的接头松脱，使得水进入镜子的内部，造成内镜损坏，而水压不够会造成清洗不干净，因此高压水枪的水压应需要有压力指示，其压力应保持在 0.1～0.5MPa 之间，如果水枪压力可调节则更好。

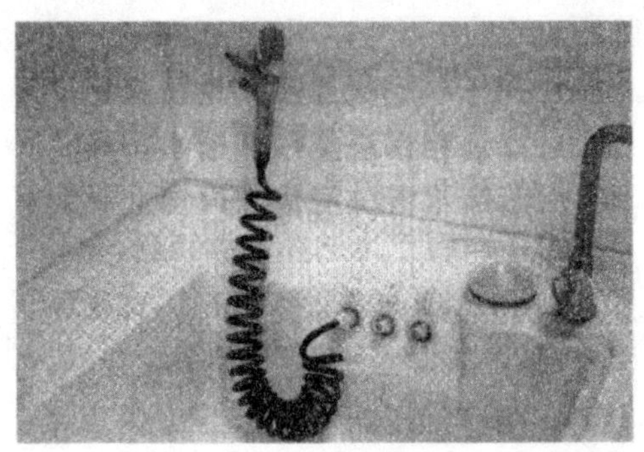

图 6-4 高压水枪

4.高压气枪

在内镜冲洗干净进入消毒程序时，内镜需要较彻底的干燥，避免过多的水进入消毒液造成稀释，可以使用吸引或高压气体冲洗的方法进行操作。在选用高压气枪(图 6-5)时，应注意选择无油压缩机，避免造成镜子内管道的堵塞。

5.其他

低纤维絮且质地柔软的擦拭布、垫巾；内镜及附件运送容器；各种内镜专用刷等。

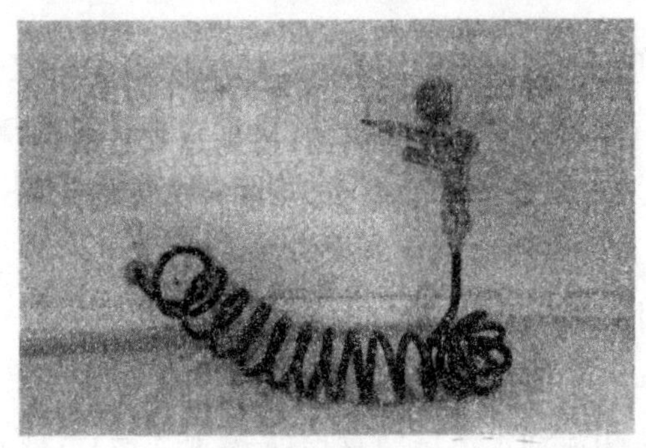

图 6-5 高压气枪

二、软式内镜消毒步骤

(一)床旁初步清洗

软式内镜使用后的污染物成分主要包括血液、糖类、脂肪类、蛋白质类物质，尤其是蛋白质为主的黏多糖，极易干涸造成清洗困难，特别是内腔壁污染更为严重，因此内镜检查结束离开患者身体后，越早清洗效果越好，通过清洗可以使微生物污染大幅度减少，如果没有充分的手工清洗，残留在内镜表面和孔道的生物膜将阻碍下一步的消毒效果，所以床旁处理十分重要。应当立即用湿纱布擦去外表面的污物，擦拭用品应一次性使用，拔下送气、送水按钮，换上专用清洗按钮，将内镜的先端置入装有清洗液的容器中，启动吸引按钮，抽吸清洗液直至其流入吸引管，并反复送气与送水至少 10s。床旁清洗结束后，关闭吸引泵，拔下吸引管和电子内镜电缆，随即盖上防水帽。

(二)测漏

随着全浸泡式内镜的诞生，消毒规范进一步发展，要求每次的清洗消毒都需要达到全浸泡的要求，而内镜操作中经常会遇到钳道管穿孔的现象，漏水的内镜会出现以下问题：镜头积聚雾气，影像模糊；光缆发霉，毁损导光性能；浸湿的电子零件，除了导致零件本身及连接的电子产品损坏外，更会造成触电的危险；同时使用漏水的内镜进行高频电烧，会对患者及术者构成危害。而早期发现内镜破损问题的唯一办法就是每次清洗前进行测漏。在内镜清洗保养中，漏水测试是非常重要的环节，发现内镜有渗漏应及时送检维修，并记录。根据不同的设计理念，测漏器(图 6-6)也不相同，主要分为两类：干式测漏器和湿式测漏器。

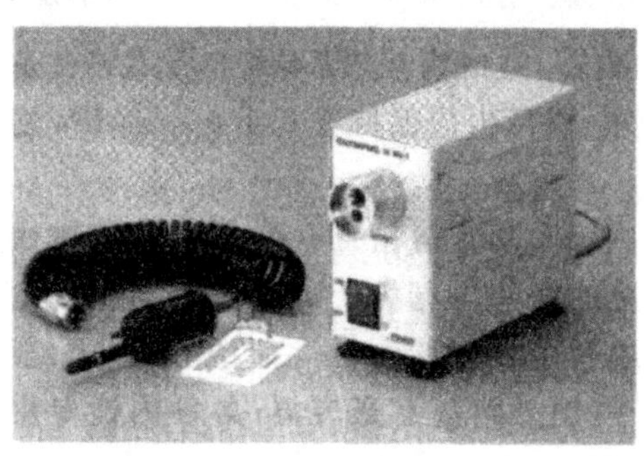

图 6-6　测漏器

(1)干式测漏器：干式测漏器可以直接连接在内镜的通气阀口上，通过手泵向内镜中充气，充气时要不断观察测漏器上的气压表，当达到一定气压时，不需要再充气。此时需要将内镜的四个方向角度钮旋转至最大，尽量使微小的气孔暴露出来。观察半分钟后，气压表的指针如果没有变化，则可以认为内镜没有漏水，而当出现指针慢慢回零时，则说明整个充气通道有漏气的问题，遂将内镜连同测漏器连接内镜的部分放入水中(不能将整个测漏器放入水中)，然后观察漏气的部位，以确认可能的故障情况。

(2)湿式测漏器：湿式测漏器的连接步骤 将测漏器连接于内镜的通气口上，另一端插入冷光源或专用测漏气泵的接口中，打开冷光源的气泵，观察内镜弯曲部的弯曲橡皮是否有少许膨胀，如有则初步表示内镜没有破漏。确认电子内镜的防水帽已经盖上，然后将内镜完全浸泡于水中，同样将四个方向角度钮旋转至最大，仔细观察 30s，观察是否有气泡出现，如有连续的气泡冒出，说明内镜漏水，马上将内镜从水中捞出，并与相关部门联系。在取出时切勿先关闭气泵，否则容易造成失压后水的倒灌，应该先将内镜从水中取出，擦干后再关闭气泵。在水中测漏时，不能将测漏器接口取下或接上，避免造成不必要的进水。

(三)清洗

清洗是最重要的过程，清洗不彻底，残留的消毒剂会对患者胃肠黏膜产生危害，消毒效果也不理想，无论用哪种方法消毒，彻底的手工清洗都是消毒成功的关键。手工清洗的步骤如下。

(1)在清洗槽内配制清洗液，将内镜、按钮、阀门完全浸没于清洗槽内。

(2)在流动水下彻底冲洗，用擦拭布反复擦洗镜身，应重点擦洗插入部和操作部。擦拭布应一用一更换。

(3)刷洗软式内镜的所有管道，取下活检入口阀门、吸引器按钮和送气/送水按钮，用清洁毛刷彻底刷洗活检孔道和导光软管的吸引器管道，刷洗时必须两头见刷头，并用流动水洗净刷头上的污物。

(4)连接全管道灌流器、管道插塞、防水帽和吸引器，用吸引器反复抽吸活检孔道；使用动力泵或注射器将各管道充满清洗液。浸泡时间应遵循产品说明书执行。

(5)用 50mL 的注射器向各管道充气，排出管道内的水分，以免稀释消毒剂。

(6)将取下的吸引器按钮、送气/送水按钮和活检入口阀门用清水冲洗干净并擦干。

(7)用清洗刷刷洗各管道，45°刷洗从活检口出，90°刷洗从吸引口出，必须在镜身前端见到清洗刷，并在水中将清洗刷的刷头清洗干净，防止分泌物或残余组织在回抽清洗刷时带人镜内，刷完后取出清洗刷冲洗干净并放入戊二醛溶液中浸泡。

(8)内镜附件如活检钳、细胞刷、切开刀、导丝、碎石器、网篮、造影导管、异物钳等使用后，先放入清水中，用小刷刷洗钳瓣内面和关节处，清洗后擦干。

(9)清洗纱布应当采用一次性使用的方式，清洗刷应当一用一消毒。

(四)酶洗

(1)将内镜置于多酶洗液中，反复送气与送水 10s，插入部表面及操作部用多酶洗液擦拭，清洗纱布应当采用一次性使用的方式。

(2)各类按钮和阀门用多酶洗液浸泡，附件还需在超声振荡器内振荡 15～20min。

(3)多酶洗液应当每清洗 1 条消化内镜后更换。

(4)多酶洗液按 1∶400 或 1∶500 的比例配制，清洗时间为 2min。

(5)从水中捞出内镜，置于清水中，全管路冲洗 1min。

(五)消毒

(1)将清洗擦干后的内镜连同全管道灌流器，以及按钮、阀门置于消毒槽并全部浸泡在消毒液中，使用动力泵或注射器，将各管道内充满消毒液，消毒时间应遵循产品说明书执行。对于一些特殊感染患者使用后的消化内镜需延长浸泡时间，使用过的水槽和刷子每天使用完毕用健之素泡 30min。

(2)当日不再继续使用的胃镜、肠镜、十二指肠镜、支气管镜等需要消毒的内镜采用 2%碱性戊二醛溶液消毒时，应当延长消毒时间至 30min。

(3)使用过的消化内镜必须先用洗液彻底清洗后，才可在消毒液中浸泡消毒。

(4)消毒剂效果监测至关重要。

(六)冲洗和干燥

(1)将内镜连同全管道灌流器，以及按钮、阀门移入终末漂洗槽。要注意清洗和终末冲洗不能用同一容器。清洗消毒人员更换手套，用注射器向各管腔注入空气，以去除消毒液。

(2)使用动力泵或压力水枪，用过滤水或无菌水，在流动状态下用纱布清洗内镜的外表面，反复抽吸、冲洗各孔道直至无消毒剂残留。

(3)用纱布擦干内镜外表面，将各孔道的水分抽吸干净。取下清洗时的各种专用管道和按钮。使用 75%乙醇溶液冲洗所有管道，并用蘸有乙醇的纱布擦拭消化内镜表面。通过吸引与送气吹干消化内镜所有管道。

(七)内镜保存

在保存消化内镜之前,请取下防水帽并确认消化内镜表面和所有管道完全干燥。残留水分可助空气中的细菌在消化内镜内、外繁殖增生,造成污染。内镜应保存在通风良好的镜柜里,不能卷曲保存。

有关内镜的储存时间国际上存在不同的观点:①当天第一个患者使用前应重新消毒;②如保存得当,至少7天内保持合格状态;③在10～14天内给当天第一个患者使用,无须另外消毒。在《内镜清洗消毒技术操作规范》(2004年版)中规定:每日诊疗工作开始前,应对当日拟使用的消毒类内镜进行再次消毒……干燥后,方可用于患者诊疗。

三、人工控制清洗消毒系统(手工清洗系统工作站)

(一)初洗

(1)将内镜的操作部位和插入部位分开;轻轻放入注水的初洗槽中,不要使槽中的水溅出损伤镜子,以免导致镜子破裂。在刷洗过程中动作轻柔,防止刷子扭曲,损坏管道。

(2)将内镜可拆卸附件取下,置于容器中;小部件可放置于小碟盘中,以免丢失。

(3)将自动灌流器中的注液口与内镜口连接;同时将吸液导管连接于槽内。

(4)打开水龙头,槽内放入清水,将镜子完全没入水中。

(5)设定自动灌流时间,将“气/液”键先设定为“液”状态,按“启动”键启动注液,完毕后转换成“气”状态,将管道里的水冲出,注液时间各设置1min。

(6)使用专用清洗刷清洗内镜管壁,吸引通道应两头见刷头,并去除毛刷污渍,以免再次污染管壁。

(7)用高压水枪冲洗镜身和管壁,用清洁纱布擦洗表面,用流动水冲洗镜身,边冲水边擦洗,保持排水畅通,清洗纱布一次性使用。

(8)用高压气枪冲去内镜管壁余水。

(二)酶洗

(1)将自动灌流器中的注液口与内镜口连接,同时将吸液导管连接于槽内。

(2)将内镜放入酶洗槽内,按规定设定自动灌流时间(一般设定为2min),启动浸泡计时器。

(3)启动灌流器,按“气/液”键设定“液”状态键启动注液,完毕后转换成“气”状态,注气注液时间设置为2min。

(4)浸泡完毕后,排放多酶洗液。

(5)用高压气枪将镜身缝隙及管壁的余液冲出。

(三)次清洗

(1)按初洗要求对镜身进行清洗。

(2)启动灌流器,对内镜管道进行气液灌流。

(3)用清水清洗镜身。

(4)用高压气枪将镜身缝隙及管壁的余水冲出。

(5)用清洁纱布擦干镜身。

(四)浸泡

(1)将内镜浸泡在消毒槽中,将自动灌流器中的注液口与内镜口连接,同时将吸液导管连接于槽内。

(2)设定浸泡时间并启动浸泡计时器,设定自动灌流时间,按“气/液”键,先设定“液”状态,按“启动”键启动注液,完毕后转换成“气”状态,按“启动”键启动注气。

(3)再次启动灌流器送入高压气,排出内镜里的消毒液,取出内镜放置于末洗槽。

(五)末洗

(1)再次使用自动灌流器注液功能,全面冲洗内镜各管道。

(2)用流动水清洗。

(3)启动灌流,转为送气功能,冲出管内余水。

(4)用高压气枪吹干操作部位和内镜接口隐蔽处的余水。

(5)用纱布擦干镜身。

(六)干燥

(1)接乙醇灌流注液口、内镜接口和酒精瓶,设定注液时间,按“启动”键开始灌流乙醇,注液时间一般为7s。

(2)使用高压气枪干燥内镜。

(七)注意事项

(1)摆放内镜的台面需每日擦拭。

(2)外壳清洗槽面需用乙醇擦洗。

(3)清洗槽内壁时应用消毒液消毒后再用清水清洗干净。

(4)在清洁机器前一定要关闭电源。

(5)显示器为精密电子仪器,在操作时应注意不要用力过猛,以免造成机械损坏;液晶屏幕切勿用化学清洁剂清洁,否则会损坏液晶屏幕。

(6)每半年进行一次中心内部检查,查看各系统是否正常。

四、全自动内镜清洗消毒机

全自动内镜清洗消毒机(图6-7)自动清洗消毒过程是仿人工三步进行的。第一步用酶液喷洗内镜外表、冲洗各管道,去除污物和黏液或血液;第二步用消毒液喷洗内镜外表、冲洗各管道,进行消毒;第三步用水喷洗内镜外表、冲洗各管道,去除镜身或管道内的消毒液。现以OER-A奥林巴斯内镜清洗消毒机为例进行介绍。

(一)消毒前检查

在进行内镜清洗消毒之前,应该进行以下检查。

(1)倒出少量消毒液,使用戊二醛检查试纸检测消毒液的活性。

(2)填写检测单,补充洗液和乙醇。

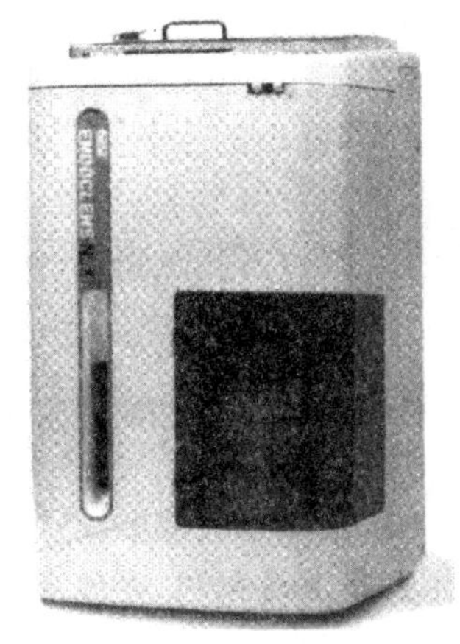

图 6-7　全自动内镜清洗消毒机

(3)注意在使用消毒机时不能省去手工清洗步骤。

(二)操作步骤

(1)打开进水阀门,检查压力表,压力应在 3～4.5MPa。检查内置、外置过滤器,各种水管是否有漏水迹象。

(2)确认所有装置正常,启用机器进行清洗消毒,清洗消毒完毕,关闭供水阀门,压力表显示为零。

(3)机器使用完毕后,需清洗水位传感器、循环口和排放口滤网,并将酒精瓶清空。根据每台机器每天大概要清洗的内镜数量配制多酶洗液、75%乙醇溶液。

(4)将内镜置于自动清洗机的架子上,连接清洗管道。

(5)按“START”键开始洗涤,全程 23min。

(三)内镜清洗消毒机安装基本环境条件

1.环境和水质要求

(1)工作温度:0～40℃。工作湿度:30%～85%。

(2)供水量:17L/min。水压:0.1～0.5MPa。

(3)水质:氯气<60mg/kg,硬度<120mg/L。水温:25℃。

(4)水龙头外径:13.33～33.33mm。

2.通风环境

(1)有足够空间稀释或淡化空气。

(2)每分钟内维持 1～2cm^3 交换于每立方米的空间内。

3.排放环境

(1)排放量:50L/min。

(2)排水口直径:大于 36mm。排水口高度:低于 40cm。

(3)地台倾斜度:小于 1°。

4.预留空间与承重

(1)外径:521mm(前门打开)×780mm(内镜挂架)×1572mm(上盖打开)。

(2)质量:120kg(干燥情况下)。

5.供电条件

交流电 240V(±10V),3.5A,50Hz。

五、内镜手动清洗消毒与自动清洗消毒的特点比较

1.手动清洗消毒的优点

(1)消毒时间短,不受水压影响。

(2)清洗消毒成本低廉。

2.手动清洗消毒的缺点

(1)工作人员暴露在有害的清洗消毒剂中。

(2)清洗消毒不充分。

(3)不能进行过滤除菌。

(4)不能全程测漏。

(5)不能自动记录运行参数,难以控制质量。

(6)受人为因素影响较多。

3.自动清洗消毒的优点

(1)工作人员不会暴露在有害的清洗消毒剂中,可以减少人工数量、减少消毒剂的暴露时间。

(2)清洗消毒完全。

(3)能直接进行过滤除菌。

(4)完善的清洗消毒机能全程测漏。

(5)能自动记录运行参数,便于质量控制。

(6)过程标准化,不受人为因素影响。

4.自动清洗消毒的缺点

(1)消毒时间长,受水压影响。

(2)清洗消毒成本高。

(3)小孔道不能彻底消毒,所需时间长。

第四节　硬式内镜的消毒方法

硬式内镜种类繁多,结构复杂,价格昂贵,材质各异。部分部位不能拆卸,无法清洗到关节部位及内腔。同时,硬式内镜及器械易碎、易损坏。因此,在清洗消毒过程中应严格遵守硬式内镜的清洗消毒原则,保证清洗消毒的质量符合国家要求,有效减少医源性感染。

一、硬式内镜的清洗步骤

根据硬式内镜的材质和构造不同应分为可浸泡式内镜和不可浸泡式内镜,分类后分别放置。

(一)可浸泡式内镜器械清洗步骤

1.水洗

用流动水彻底冲洗,除去表面血迹、黏液、体液,管腔内用高压水枪反复冲洗,器械的轴节部位、弯曲部位、可拆卸的部位均需彻底清洗、擦干,镜头用75%乙醇溶液反复擦洗。不能拆卸的器械缝隙处应使用水枪反复冲洗。取下活检入口阀门、吸引器按钮和送水按钮,用清洁毛刷彻底刷洗活检孔道和导光软管的吸引器管道,需反复贯通刷洗,应选择尺寸与长度都合适的刷子进行刷洗。用高压水枪反复冲洗30s以上。小配件器械选择专业容器清洗。光学试管需单独清洗,避免多个目镜一起清洗或与其他器械一起清洗。

2.酶洗

将擦干后的内镜置于酶洗槽内,在1%多酶洗液中浸泡刷洗5～10min,多酶洗液能有效松解和去除黏附在器械上的蛋白质、黏多糖、脂肪,使残留的有机物、微生物数量减至最少。使用多酶洗液时必须了解浸泡时间和温度,某些酶适用于冷水,若在35℃以上使用,就会失去效用;一般水温为30～40℃时酶的活性最强,有些经过处理的酶可以耐受70℃以上的水温。有研究证明浓度小于5%的多酶洗液在清洗过程中能产生大量泡沫,且对管腔、齿纹较多的器械清洗效果较差,浓度大于65%的多酶洗液的主要清洗原理是通过酶的分解作用将大分子不溶于水的污染物分解成可溶于水的小分子,以达到清洗的目的。酶在接触水后被激活,2～3h后活性下降,因此必须在使用前配制,避免原液接触水,应一次性使用,反复使用可造成交叉感染和消毒不彻底。

3.清洗

将在多酶洗液中浸泡后的内镜,用流动水进行彻底冲洗,去除管道内及器械表面的多酶洗液及松脱的污物,将各部件用流动水反复冲洗,管道用高压水枪冲洗。有研究证明在超声波清洗液中加入多酶后清洗效果更佳,可用超声波清洗器清洗5～10min。

4.消毒

将内镜各部件用软布擦干,管腔内可用高压气枪反复充气排出水分,完全吹十,保持器械干燥。将干燥后的内镜置于盛有消毒液的清洗槽中浸泡30min。

5.冲洗

更换手套,将内镜置于有流动水的清洗槽内再次反复冲洗和清洗,并擦干水迹,管腔内面用高压气枪反复充气排出水分。

6.干燥

根据内镜的材质选择适宜的干燥温度,金属类干燥温度70～90℃,塑料类干燥温度65～75℃,不耐热器械可使用消毒的低纤维擦布进行干燥处理,穿刺针、抽吸头等管腔类应使用高压气枪或95%乙醇溶液进行干燥处理,不能使用自然干燥法进行干燥。

(二)不可浸泡式内镜器械及附件处理流程

(1)摄像头、导光束、电极线的处理流程:先用蘸有清水的软布擦拭后再用蘸有多酶洗液的软布擦拭;先用蘸有蒸馏水的软布将器械擦干净再用清洁软布擦干,将器械放置于储藏柜内备用或包装后送供应室灭菌备用。光导纤维擦拭时不能用力拉伸，避免迂回折叠捆扎，以免撕裂导光束的表面和光束。

(2)超声刀头的操作端应采用冲洗—洗涤—漂洗—超声波清洗—终末漂洗—干燥的步骤进行处理，刀头的手柄端处理等同“摄像头、导光束”的处理，然后用专用容器包装送供应室灭菌。

(3)电子镜镜头的操作端采用冲洗—洗涤—漂洗—清洁软布擦干的步骤进行，手柄端处理等同“摄像头、导光束”的处理。然后用专用器械盒包装送供应室灭菌。

二、设备处理

清洗槽、酶洗槽、冲洗槽均要充分刷洗，用 500mg/L 的含氯消毒剂擦拭，消毒槽在更换不同消毒剂时必须彻底刷洗，内镜清洗间内应保持干净、整洁，每日进行空气消毒。

三、内镜的保养和维护

内镜的保养和维护包括以下几点。

(1)内镜应由专人负责保养、管理。

(2)能重复使用的内镜附件、器械在回收时就应与一次性使用的物品分开放置，可重复使用的放置于密闭的容器中，被传染病病原体污染的器械应用双层封闭包装并注明传染病的名称，由消毒供应室统一处理。回收工具每次使用后应清洗消毒、干燥后备用。

(3)管腔器械在浸泡或超声波清洗时一定要进行排气处理，以消除空气锁对清洗效果的影响，保证清洗质量。

(4)干燥后的内镜应在各轴节及表面涂擦专用保护剂和液状石蜡进行保养，保养完毕后放入内镜干燥储存柜内。如需继续使用，应置于 2%戊二醛溶液中消毒浸泡 10h 后方可使用。长期不用的应每 1～2 周检查 1 次，注意有无发霉、生锈，关节是否灵活，并定期涂擦保护剂。

(5)纤维导光束不能成锐角、过度弯曲，应保持自然弯曲，以免纤维断裂。

四、低温等离子灭菌器的应用

过氧化氢等离子灭菌器具有安全无毒、简便、快速的特点，灭菌效果显著，对器械损伤较小，当过氧化氢注入低温等离子灭菌器的灭菌舱后，气态分子在真空条件下被特定的电磁波激发，形成低温等离子体，在灭菌过程中产生的带电粒子与细菌的核酸、蛋白质、酵素结合，破坏其新陈代谢及生存环境，导致微生物的灭亡，灭菌过程均在干燥、低温环境下进行，当等离子期结束后，分解成水和氧气，无有害物质残留。

(一)清洁

(1)硬式内镜使用后立即用流动水彻底冲洗，拆开各个关节并打开每个阀门，用专用刷子刷洗。

(2)擦干内镜，浸入多酶洗液中浸泡并用超声波清洗。

(3)用高压水枪冲洗内镜表面及管腔内的多酶洗液，再用高压气枪将其吹干。

(二)规范打包放置

(1)推荐使用 STERRAD 器械托盘及相关配件，该托盘可以让过氧化氢和等离子体围绕内装物品扩散，托盘应使用 STERRAD 器械盘垫或灭菌用聚丙烯塑料纸。

(2)按照物品大小进行分类包装，镜子用专用消毒盒，包内放 STERRAD 化学指示条，用 STERRAD 化学指示胶带固定所有封皮，在包外注明器械名称、消毒日期、有效期、锅次、操作者。

(3)将打包好的内镜在盘内妥善排列，放入 STERRAD100S 的金属架内，盘子需平放，灭菌袋的透明面朝向相邻袋不透明面。金属类不得接触灭菌舱壁、门及电极。

(三)灭菌操作

(1)检查过氧化氢卡匣的使用日期，放入机器上方的卡匣插入孔。

(2)选择循环时间并按下"START"键，选择灭菌时间。

(3)按"CLOSE DOOR"键，门自动关闭，循环灭菌开始。

(4)循环结束后，取出灭菌物品，关闭舱门，化学指示条和指示胶带由橘红色变成黄色。

(四)监测方法

1.物理监测

通过显示屏对各种灭菌环境的执行情况进行显示，打印机自动记录全过程。

2.化学监测

观察化学指示条、指示胶带及包装纸上颜色的改变。

3.生物监测

STERRAD 采用的生物测试剂为嗜热脂肪芽孢杆菌孢子，它是对过氧化氢等离子低温灭菌技术抵抗力最强的芽孢。每天监测 1 次，循环灭菌结束后将其取出放入 55～60℃的恒温生物培养箱，另用未灭菌的生物测试剂做阳性对照，48h 后观察结果，灭菌处理后的生物指示剂培养基保持紫色不变视为无孢子生长。

(五)注意事项

(1)操作机器的人员需经过专业培训。

(2)严格按照《内镜清洗消毒技术操作规范》(2004 年版)进行清洗及干燥处理。

(3)规范打包，必须使用专业材料进行。

(4)规范放置，避免因装载过量导致循环灭菌中断。

(5)若循环灭菌失败，需做好记录，分析原因，总结有效对策，保证消毒质量。

五、消毒灭菌效果的检测

(一)采样方法

(1)采样时间应在消毒灭菌后、再次使用前进行。

(2)采样部位分别为内镜镜身和内镜的内腔面。

(3)镜身处用浸有无菌中和剂的无菌棉签于表面 100cm2 的范围反复涂抹 3 次，内腔面用无菌注射器抽取 10mL 无菌中和剂从内镜孔内注入，用无菌试管在出口处接收。

(4)及时送检，不应超过 2h。

(二)检测结果

(1)消毒后的合格标准为细菌总数＜20cfu/件。

(2)灭菌后的合格标准为无菌监测合格。

(3)内镜使用的消毒剂应每日定时监测浓度并做好记录。

(4)消毒后的内镜应每季度进行生物学监测并做好记录。

第五节　内镜治疗附件的消毒和保养

内镜治疗附件的清洁与消毒方法越来越受到人们的重视,良好的清洁与消毒是切断传播途径、杜绝交叉感染的重要措施。而绝大部分内镜诊疗附件在使用过程中会穿破消化道表层黏膜,直接与黏膜下组织、血液相接触,凡穿破黏膜的内镜治疗附件,如活检钳、高频电刀等,必须灭菌,因此,如何对内镜诊疗附件进行有效的清洗消毒和保养也是内镜相关科室护理人员工作的重要内容之一。

一、内镜治疗附件的消毒与灭菌方法及要点

(1)进入人体无菌组织、器官,或接触破损皮肤、破损黏膜的内镜附件,如活检钳、圈套器、切开刀、导丝、碎石器、取石网篮、扩张探条、造影导管、异物钳等,应进行灭菌。

(2)活检钳、细胞刷、碎石器、网篮、造影导管、异物钳等内镜附件灭菌首选方法是压力蒸气灭菌,也可用环氧乙烷、2%碱性戊二醛溶液浸泡 10h 灭菌,或者选用符合规定的消毒剂进行灭菌,有条件的尽可能使用一次性附件。

(3)不进入人体无菌组织、器官,也不接触破损皮肤、破损黏膜的附件,如注水瓶、连接管、非一次性使用的口圈、运送容器等应进行高水平消毒。非一次性使用的口圈可用有效氯含量为 500mg/L 的含氯消毒剂或者 2000mg/L 的过氧乙酸浸泡消毒 30min。消毒后,用无菌蒸馏水彻底冲净残留的消毒液,干燥备用。注水瓶及连接管采用高水平、无腐蚀性化学消毒剂浸泡消毒,消毒后用无菌水彻底冲净残留的消毒液,干燥备用。注水瓶内为无菌水,应每天更换。

(4)与完整黏膜接触的用品,如听诊器、血压计、床架等物品宜低水平消毒或清洁。

(5)弯盘、敷料缸等应当采用压力蒸汽灭菌。

(6)用消毒液进行消毒、灭菌时,应仔细刷洗附件的内、外表面及关节处,有轴节的器械应当充分打开轴节,有管腔的器械腔内应充分注入消毒液,以便彻底消毒。

(7)适合超声波清洗的附件,应遵循产品说明书使用医用清洗剂进行超声波清洗。清洗后用流动水漂洗干净,干燥。

(8)灭菌后的附件应当按无菌物品储存要求进行储存。

(9)每日诊疗工作开始前,必须对当日拟使用的内镜再次进行消毒。如采用 2%碱性戊二醛溶液浸泡,消毒时间不少于 20nin,冲洗、干燥后,方可用于患者诊疗。

(10)每日诊疗工作结束后,用 75%乙醇溶液对消毒后的内镜各管道进行冲洗、干燥,储存于专用洁净柜或镜房内。柜内表面或者镜房墙壁内表面应光滑,无缝隙,便于清洁,每周清洗消毒一次。

(11)每日诊疗工作结束后,必须对吸引瓶、吸引管、清洗槽、酶洗槽、冲洗槽进行清洗消毒。吸引瓶、吸引管经清洗后,用有效氯含量为500mg/l。的含氯消毒剂或者2000mg/L的过氧乙酸浸泡消毒30min后刷洗干净,干燥备用;清洗槽、酶洗槽、冲洗槽经充分刷洗后,用有效氯含量为500mg/L的含氯消毒剂或者2000mg/L的过氧乙酸擦拭,消毒槽在更换消毒剂时必须彻底刷洗。

(12)不能采用压力蒸汽灭菌的内镜及附件可以使用2%碱性戊二醛溶液浸泡10h灭菌。

二、内镜治疗附件的清洗消毒步骤

内镜附件用完后要在床旁进行初步清洗并用纱布擦干,且及时送到消毒间进行彻底清洗消毒。

1.浸泡

使用后的附件要立即将之完全浸泡于盛有中性洗液的容器中,若附件上设计有注射口,则需要用注射器将洗液注入注射口,直到排出内部所有空气,浸泡过的附件及管道必须用流动水冲洗,并用纱布擦拭干净。

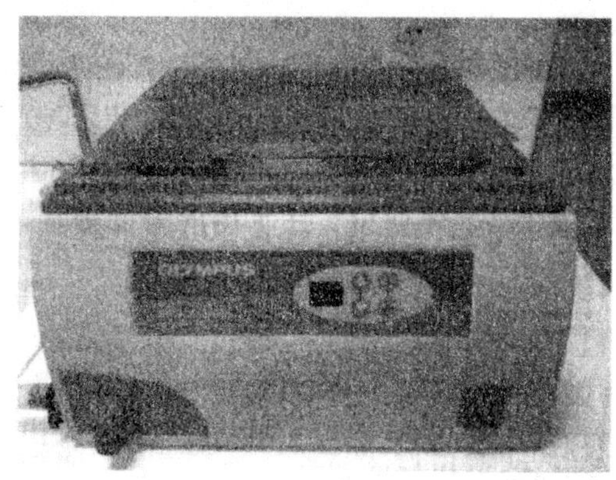

图6-8　超声波清洗器

2.超声波清洗(图6-8)

因为内镜附件的设计小巧精密,有很多部位是无法通过人工清洗方法彻底清洁的,有些附件(如活检钳)的插入部是金属螺旋管,插入管的缝隙和内壁很难进行人工清洗,所以对于内腔式或弹簧式结构的器械,除使用一般的手工刷子机械性清洗或冲洗,最好能使用超声振荡器使管腔内缝隙中的污物与器械分离,超声振荡器产生的超声波可到达附件的每一个细微间隙中,随着超声波交替着在清洗液中产生正压和负压,可使得清洗液中无数气泡快速形成并迅速内爆,由于大量气泡破裂释放能量而产生的冲击将浸泡在清洗液中的附件内、外表面的污物振落剥离下来,从而进行彻底清洗。超声波清洗的效果不仅取决于振荡本身,还取决于洗液的温度,在40～45℃、时使用多酶洗液进行清洗的效果较理想,清洗时间通常为15～20min。振荡器通过振荡使活检钳螺旋外套管和钳瓣这些不易清洗的地方得到较彻底的清洁,除去其中的碎屑、黏液、污物等;对于已干硬的污物也可清除。且超声波清洗器对器械不会造成损伤。附件用超声波清洗后,需用流动水清洗并擦干。

3.酶洗

水洗后的附件放入配制好的多酶洗液中浸泡(多酶洗液的浓度及浸泡时间可根据产品说

明书进行配制及定时)，酶洗后再用流动水冲洗附件，将清水注入附件的所有管道进行彻底冲洗，并用纱布擦干。

4.消毒

将附件全部浸泡在消毒液中，并将管腔注满消毒液，进行浸泡，严格按消毒液类型选择浸泡时间。

5.水洗

用无菌蒸馏水清洗附件并吹干。

6.上油

部分附件(如活检钳)需经常上油使其润滑，以便使用灵活。可用于附件的润滑剂大致分为浸泡式润滑剂和涂抹式润滑剂两种。使用浸泡式润滑剂时需注意：①将附件浸入润滑剂中数秒并将润滑剂注入所有管道；②润滑后向所有管道注入空气除去多余的润滑剂；③将附件擦干。切记不可用硅油代替润滑剂，因内镜按钮专用的硅油不适于附件润滑.可能导致附件老化、损坏。

7.消毒灭菌

把清洗润滑后的附件安装好，卷好(直径小少于 20cm)放进灭菌专用袋子中，将袋子封好，送供应室高温高压消毒灭菌或用环氧乙烷消毒灭菌。

三、内镜治疗附件的清洗消毒方法

内镜附件的清洗原则是能拆开的全部要拆开洗，清洗完后使其干燥，然后打包送供应室消毒。通常大部分的附件都可用高温高压消毒灭菌法，但具体采用哪种消毒方法需要根据每种附件的消毒要求。一般有两种识别方法，一种可从文字上识别：外观标有“AUTOCLAVE”或“A U TOCLAVABLE”字样的均可用高温高压消毒。另外可从颜色上识别：手柄下端或附件主体上涂有绿色标记，但需注意部分附件设计有拇指环，绿色的拇指环并不表示这个附件可以进行高温高压消毒灭菌，因为拇指环设计出不同颜色是为了便于辨认其适用的内镜管道直径。具体情况需向厂家咨询清楚；没有绿色标记的，用低温消毒灭菌法。

选择内镜附件的消毒方法时应考虑以下条件。

(1)简便易行、不损坏附件。

(2)对患者和操作人员安全。

(3)对各种致病菌、霉菌、病毒短时间内可杀灭。

四、不同部件的清洗保养

1.活检钳

活检钳足内镜检查中最常用的附件，因其穿透黏膜，容易黏附血液及黏液，因此必须达到灭菌效果。活检钳使用后需要在流动水下冲洗，钳瓣用蘸有清洁液的小毛刷反复刷洗，并用蘸有清洁液的纱布擦洗钳身至少 2 次。然后将活检钳打开放入装有多酶洗液的超声振荡器里振荡 15～20min，清除活检钳瓣、螺旋外套管、内部钢丝间的残留黏液、血渍等污物。再按照内镜消毒程序进行消毒灭菌，干燥后涂上润滑油，送到供应室消毒灭菌处理。在选择润滑油时要注意切忌使用内镜箱内的硅油，涂抹润滑油后，应将多余的油擦去，只保持关节内润滑。若活检钳出现开闭不灵活，需进行处理。首先将待处理的活检钳浸泡在多酶洗液中 3～4h，多酶洗液的配比浓度要比正常浓度高 2～3 倍，温度应在 35～40℃，在浸泡过程中，每半小时需要将活检钳的钳身螺纹管从头至尾拉动，尽量让多酶洗液完全渗透至螺纹管中，同时也将内部的组织碎片拉开使之脱落。浸泡完毕后，放入超声波清洗器中进行清洗。清洗完毕，再用清水进行冲洗后进行灭菌处理。高温灭菌后的活检钳应储存在无菌物品存放区，低温灭菌处理后的活检钳使用前才从消毒液中取出，用无菌水冲洗后待用。

2.圈套器

内镜圈套器有多种型号，但是清洗消毒的方法是一样的。在清洗前，应将圈套钢丝从套管中抽出，卸下手柄，在流动水中冲洗，并用软毛刷刷洗前端圈套处，然后放入超声振荡器中振荡 15～20min，再按五步法进行清洗消毒。外套管必须使用注射器或高压水枪注水冲洗，然后浸泡在多酶洗液中。在各种操作过程中动作一定要轻柔，注意不要过于弯折圈套钢丝和外套管。晾干之后把圈套丝装入塑料外套送去高温高压消毒灭菌。圈套器把手按五步法进行清洗消毒后晾干即可。

3.内镜取石网篮

取石网篮是一体式的，不能拆卸，清洗时将网篮打开，从侧孔内注入清水冲洗，并用毛刷刷洗网篮，再放入超声振荡器振荡 15～20min，按五步法进行清洗消毒，最后吹干送供应室高温高压消毒灭菌。

4.内镜电凝器

内镜电凝器的顶部可以用水冲洗，冲洗干净后放入超声振荡器里振荡 15～20min，然后按五步法进行清洗消毒，最后吹干送供应室用环氧乙烷消毒灭菌。

5.内镜钛夹释放器

内镜钛夹释放器由两部分组成，清洗时需将塑料外套取下清洗消毒。先把钛夹勾伸出来，放入超声振荡器内振荡 10～20min，按五步法进行清洗消毒，最后吹干送高温高压消毒灭菌。新型钛夹释放器是一体式的，也需用超声振荡器振荡 15～20min 后按五步法清洗消毒，然后送供应室高温高压消毒。

6.内镜造影导管

内镜造影导管清洗时需取出钢丝，按五步法进行清洗消毒后再把钢丝安装好，然后送到供应室消毒灭菌。

7.内镜针式电刀

清洗消毒方法同内镜圈套器。

注意：在打包时针式电刀的针尖部不能露在塑料外套的外面，否则易损伤工作人员，也可能刺破密封袋而达不到灭菌效果。

8.内镜止血钳

内镜止血钳的清洗消毒方法同内镜取石网篮。

9.内镜扩张球囊

内镜扩张球囊按照五步法清洗消毒完后再送供应室用环氧乙烷消毒灭菌。

注意:球囊里一定要干燥,球囊应处于关闭状态,塑料外管勿打折。

10.内镜注射针

内镜注射针由外套和内芯两部分组成,清洗时一定要拆开,拆开时在两部分连接处不要用力过猛,否则很容易使内芯的把手和塑料内管断裂。按五步法进行清洗消毒,干燥后送供应室消毒灭菌。注意注射针的针头一定不能暴露在外。

11.内镜电凝器

内镜电凝器的顶部是可以用水冲洗的,之后放入超声振荡器里振荡 15～20min,然后按五步法进行清洗消毒,最后吹干再送供应室用环氧乙烷消毒灭菌。

五、保养

(1)内镜使用后要严格清洗消毒、干燥。

(2)擦拭各镜片时不能用硬布擦拭,要使用拭镜纸,可用拭镜纸蘸硅蜡或镜头清洁剂轻轻擦拭镜头表面,使镜片清洁明亮。也可使用酒精纱布擦拭。

(3)严格按照规定的灭菌方式进行灭菌。

(4)在床侧清洗的加压送气/送水按钮,应放在盛有乙醇溶液或含氯消毒液的小器皿中。

(5)内镜上的送气/送水按钮及吸引按钮应先放进清水中用小毛刷进行清洗,以免污渍残留在按钮上,使用次数较多时可能造成按钮失灵。

(6)根据按钮的类型进行保养。

①无硅油型按钮一定不要使用硅油,否则会导致按钮橡胶圈过于润滑,在内镜操作中容易弹出,长时间使用还会导致按钮橡胶圈老化。

②硅油型按钮应该经常用硅油给予润滑,在上硅油时要保持按钮的清洁和干燥。通常硅油瓶上应有涂抹部位的指示,可用棉签蘸硅油进行涂抹,涂抹的量不要太多,通常送气/送水和吸引两个按钮以一滴为宜,一般使用 20～30 例后需重新再上硅油。在涂抹硅油后,可以立即将按钮安装在内镜中使用,但在不使用时,必须将按钮拆下,因为硅油可以使按钮上的密封橡胶圈膨胀,如果长时间没有空间给予伸展,密封固容易变形而导致内镜操作困难。

(7)有抬钳器的内镜,在清洗时要特别注意清洗抬钳器处的污物,并把抬钳器清洗管接上,以达到彻底清洗消毒的目的。同时要用高压水枪对抬钳器管道进行冲洗,消毒时也应将管道注满消毒液。注意要将内镜吹干存放,抬钳器管道也要吹干,以防细菌滋生。

(8)可拆卸的附件,安装时要小心,避免打折和扭曲。前端具有开合关节的附件,其关节处还应涂上润滑油,使其开闭灵活。